季節のからだを整える

おやこの薬膳ごはん

山田奈美

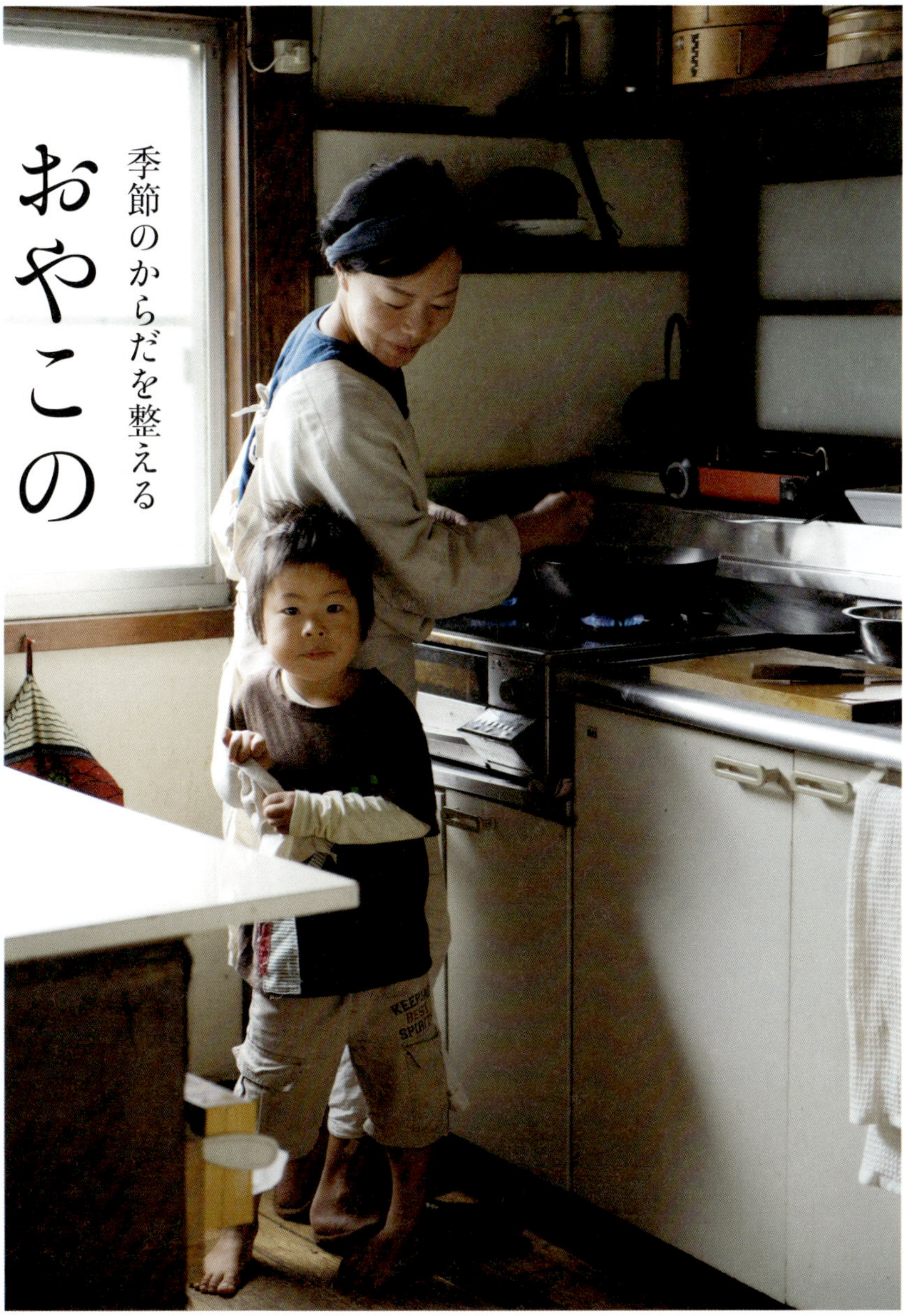

大切なのは、子どもを支える
からだと食のベースをつくること。

わたしは、妊娠中の食事から息子の離乳食、そして彼が5歳になる現在まで、薬膳の知識を取り入れた食事をこころがけてきました。息子はこれまで大きな病気をすることもなく、風邪さえほとんどひかず、元気いっぱいに過ごしてきましたが、これも薬膳の知恵のおかげではないかと思います。

そもそもわたしが薬膳に出会ったのは、20年ほど前のこと。師匠である武《たけ》鈴《りん》子《こ》先生のお話を直接伺う機会に恵まれ、「和食こそ日本人にとっての薬膳」という考え方に深く共感。昔から何気なく食べてきた食材の摂り方や組み合わせが、薬膳の知恵そのものだということに気づき、目の前がぱあっと開かれる思いでした。以来、薬膳の魅力にはまり、師について学ぶようになったのです。

ですから、わたしが取り入れているのも、日本人に合った「和の薬膳」です。和の薬膳でもっとも大切にしているのは、季節のものを食べること。わたしたちのからだも自然界の一部ですから、四季の変化と一体です。自然界がその季節に用意してくれたものが、からだにとっていちばん必要なもので、季節の食材を摂ることで、からだは自然とその季節に合った状態へと切り替わり、トラブルを防ぐことができるのです。

0歳のときから「和の薬膳」で育った息子は、いまでは丈夫なからだと、たしかな食習慣が身についたと確信しています。からだの芯のしっかりとした、「気」の力がみなぎる子に育ってくれています。からだの調子がよければ、こころもにこにこ穏やかで、子育てもとってもラクになりますよ。そうしてできあがった、からだと食のベースは、生涯にわたって、その子を守ってくれる支えになると思うのです。たとえこの先、へこたれたり、揺らいだり、ブレたりするようなことがあっても、自分自身が安心できるこころと食の土台があれば、そこをよりどころとして戻ることができる。そんなベースをつくることが、何よりも親のつとめではないかと思います。

本書は、子どもにも取り入れやすい薬膳について、育児雑誌『月刊クーヨン』（クレヨンハウス）で連載していた「季節のからだが整う親子の薬膳ごはん」などに、新たなレシピを追加し、1冊にまとめました。旬の食材を中心に、その季節に起こりやすいトラブルの改善が期待できるレシピを多数紹介しています。薬膳といっても、忙しいおかあさんでも（もちろん、おとうさんでも！）、身近な食材で簡単につくれるものばかりです。ぜひ、おいしく食べながら、はじめてみてください。ふだんの食事で親子のからだを整える手助けになればと思います。

山田奈美

もくじ

＊薬膳は薬ではありません。ふだんの食事で体調を整えるものです。トラブルがないときにも食べて、丈夫なこころとからだをつくりましょう。不調に対しては、あくまでもホームケアと考え、必要なときは医療機関の受診を。

ところで、「薬膳」って何でしょう？

季節や気候風土に合わせた食事です

薬膳とは、からだを整えるための食習慣です。

*「薬食同源」ということばがあるように、食べものは薬と同じように、からだに働きかけるもの。日本では昔から、風邪をひいたときにねぎ味噌湯を飲んだり、おなかが痛いときにりんごのすりおろしを口にしたりしてきました。すべての食べものには固有の働きがあって、からだにも何らかの影響を及ぼすということが、経験としてわかっていたからです。

このように、一つひとつの食物の働きを考慮して、季節や体質、気候風土に合わせて適した食べ方をしていく。それが薬膳です。

「陰陽五行論」がベースです

薬膳の考え方のベースとなっているのが、中国の「陰陽五行論」です。

「陰」と「陽」は相反するエネルギーで、自然界はすべてこのふたつの面で成り立っていると考えるのが「陰陽論」です。

「五行論」は、自然界のすべてのものは、木＝植物、火＝熱、土＝土壌、金＝鉱物、水＝液体という、5つの素材によって構成され、5つの循環（行＝めぐるという意味）によって生じると考えるものです。

わたしたちのからだも自然界の一部ですから、臓腑器官をはじめ、感情まですべてが「五行」に分類されています（左図参照）。

同じように食べものも五行に分類され、

五臓五腑とは？

中医学で言う「五臓」とは、「肝、心、脾、肺、腎」のことです。また「五腑」は五臓それぞれと関わり合う「胆、小腸、胃、大腸、膀胱」のことで、これに「三焦」という架空の腑を加えて六腑という言い方もあります。「肝＝肝臓」ではなく、下記のようにもっと広い働きを指します。

肝

「気」の流れと、血液量をコントロールする。「胆」と一体となって働く。

心

血流をつかさどり、思考力や精神力にも関係する。「小腸」と一体となって働く。

脾

消化吸収に関わり、栄養を全身に運ぶ。「気、血、水」の補充や運行に関わる。「胃」と一体となって働く。

肺

呼吸運動を行い、体内の水分を調整する。体表を覆うバリア機能（免疫）にも関わる。「大腸」と一体となって働く。

腎

生命エネルギーの貯蔵庫で、成長、発育、生殖などに関わる。水分代謝も担う。「膀胱」と一体となって働く。

＊　中医学のことば。「医食同源」ということばは、これを元に日本でつくられたもの。薬膳では「薬食同源」のほうをよく使います。

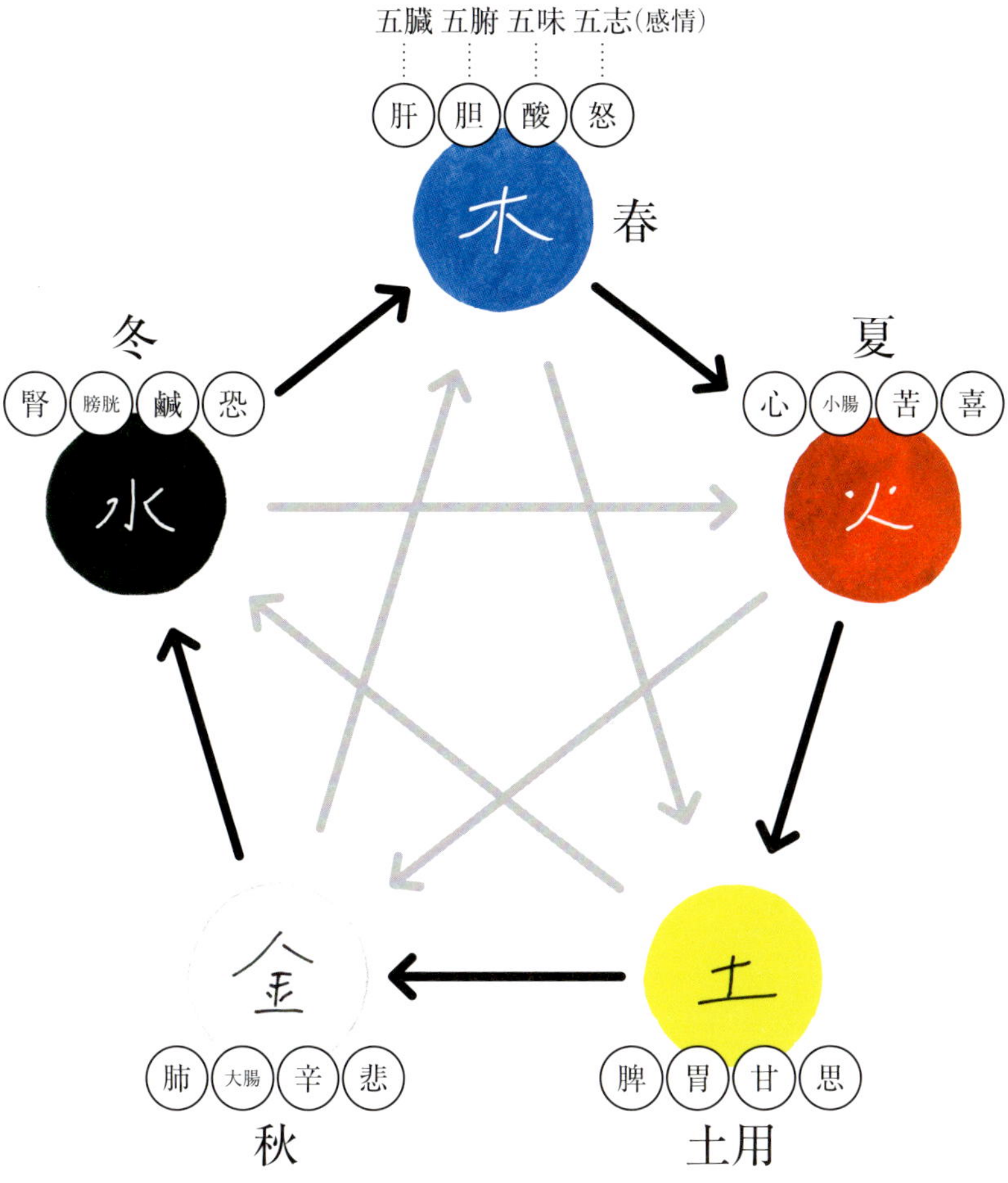

陰陽五行論の考え方

→ 相手を生み育てる関係　→ 相手の働きを抑制する関係

すべての食材が酸味・苦味・甘味・辛味・鹹味《かんみ》（塩からい味）の「五味」と、からだを温めたり冷やしたりする熱・温・平・涼・寒の「五性」に分類されます。「五味」は実際に舌で感じる味だけでなく、体内に入ったときの働きをふまえて区分されたもので、同じ五行にある臓腑を補う働きがあります。たとえば、五行の「木」にあたる五味は酸味ですが、酸味のものを摂ると、同じ「木」の行にある肝と胆を補うことができます。同様に、苦味は心や小腸を、甘味は脾や胃を、辛味は肺や大腸を、鹹味は腎や膀胱を補うとされます。

　季節もまた木＝春、火＝夏、土＝土用（立夏、立秋、立冬、立春の直前約18日間）、金＝秋、水＝冬と「五季」に分類され、季節によって同じ五行の臓腑にトラブルが出やすくなります。同時に、季節の臓腑のトラブルは、五味によって防ぐことができるのです。

　このように、陰陽五行論で見ていくと、季節と五臓のトラブル、そしてそれを防ぐ五味の働きの関係が一目瞭然でわかります。

日本の昔ながらの食事こそ和の薬膳！

　とはいえ、中国の薬膳をそのまま取り入れても、わたしたち日本人のからだには負担になることも。中国の陰陽五行論をベースにしながらも、日本の気候風土や体質に合わせて、日本の食材を使って取り入れていくのが「和の薬膳」です。

薬膳といっても、特殊な食材を使った難しい料理ではありません。昔から食べられてきた和食を薬膳の視点でひもといてみると、季節のトラブルを防ぐために、本当に理にかなった食べ方をしていることに驚かされます。その時季その時季の、最高においしく効能が期待できる旬のものので、季節に起こりやすい症状を防いでいく、すばらしい知恵にあふれています。昔ながらの和食こそ薬膳そのもので、わたしたちのからだを養う薬膳ごはんなのです。

なぜ、子どもに薬膳がよいのでしょう？

1 病気をはねのける力がつきます

子どもはまだ免疫機能が未熟なため、ちょっとした環境の変化や季節の変わり目で体調を崩しやすいものです。だからこそ、ちいさな頃から薬膳の食養生の知恵を取り入れていくと、病気をはねのける力がつきます。たとえ症状が出ても、軽くすませることができるのではないでしょうか。薬膳は、子どものからだにこそ活きると思います。

2 季節特有のトラブルの改善が期待できます

子どものようすを見ていると、たいてい毎年同じ時季に同じような症状が出ていることはないでしょうか。たとえば、春は解毒の季節ですから、湿疹が出たり、鼻水やくしゃみが増える子がいます。梅雨から夏は、湿気で肌がじくじくしたり、消化力が落ちて食欲がなくなったり、胃腸炎を起こしやすかったり。秋になると乾いた咳がひどくなり、冬は感染症に悩まされるなど、それぞれの季節に特有のトラブルが起こりやすいのです。とくにちいさな子どもたちは季節の変化による影響も受けやすくなります。

こうした季節のトラブルも、薬膳の食養生で、予防・改善が期待できます。たとえば、春は黒豆や小豆などの解毒作用のある食材でデトックスを助け、梅雨から夏は、豆類や海藻類、瓜類などで水の排泄を促しながら、胃腸を補う食材を摂る。秋は呼吸器をうるおしたり咳を止める働きをもつ食材を摂り、冬はからだを温めたり「気」* を補う食材を摂る。こう

＊ 全身を流れる生命エネルギーのようなもの。

した薬膳の知恵を活かせば、薬や病院に頼ることなく、トラブルを未然に防いだり、軽減したりすることができます。

3 体質を変える手助けになります

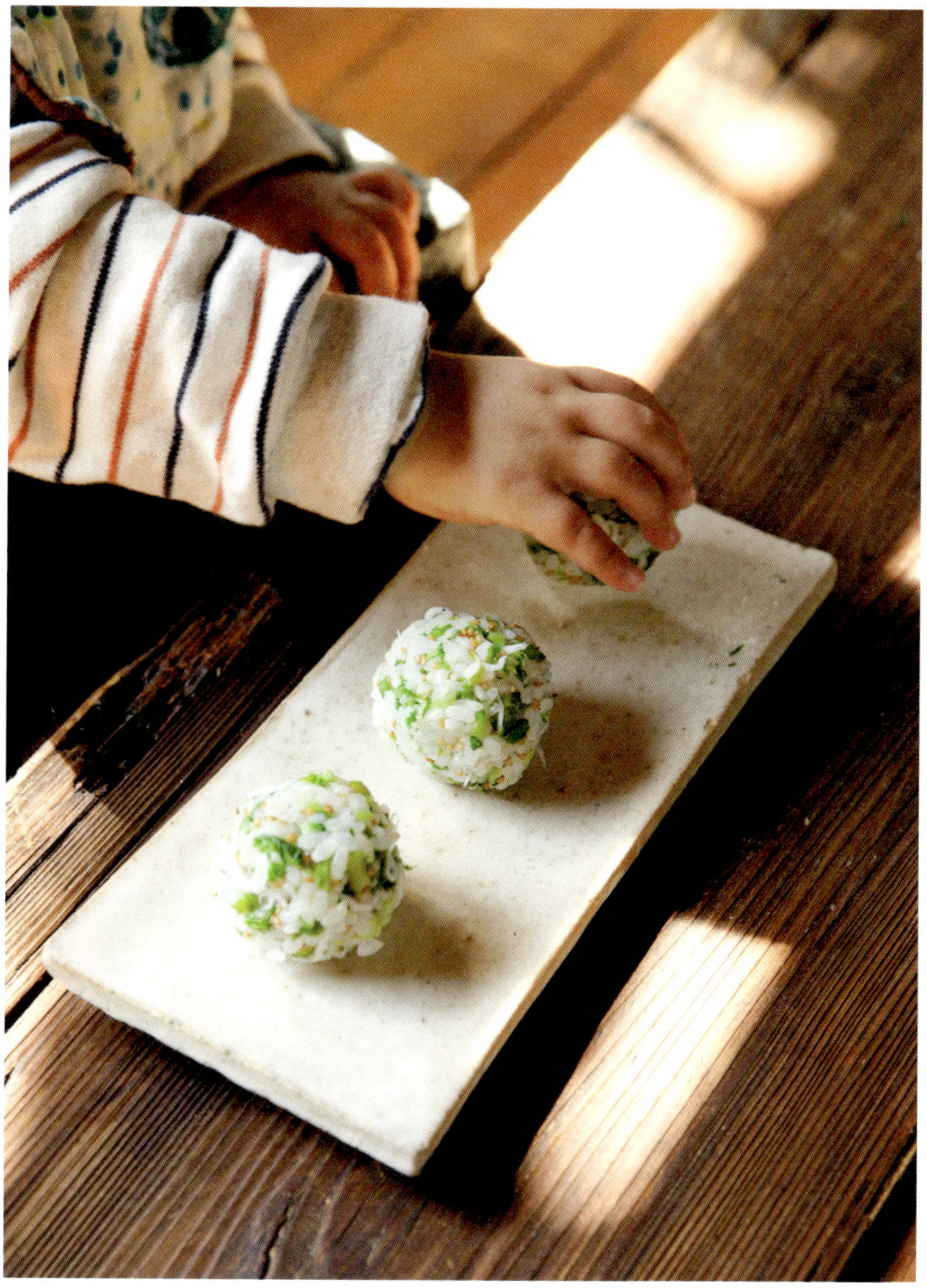

症状は、もともとその子がもって生まれた弱い部分に出やすいのですが、薬膳の知恵を活かし、くり返し取り入れていくことで、弱い部分を補い、体質そのものを変えることができると思います。

成長の著しい子どもにとって、細胞の一つひとつをつくっていく食べものは、計り知れないほど重要なものです。とくに3歳までの食が、その子の一生のからだの土台をつくります。薬膳の知恵は、その大きな一助になると思います。子どもにこそ、食べものの力を活かして、トラブル知らずの丈夫なからだをつくりましょう。

4 イライラ、メソメソも変わってきます

また、薬膳の陰陽五行の理論を取り入れることで、季節の症状だけでなく、子どもの気質にも働きかけることができます。たとえば、せっかちで怒りっぽい子には、「肝」の高ぶりをしずめたり、「気」をめぐらす食材を意識して取り入れる。恐怖心や不安感の強い子には、「腎」の力を強くする食材を食べさせる。そうすることで気持ちが落ち着くことがあります。こころとからだは一体ですから、食べものによって、こころ（精神）にも影響を与えることができるのです。

春のからだ

デトックスの季節です

植物が青々とした新芽をのばし、若葉を広げる春、わたしたちのからだも新陳代謝や細胞分裂が活発になります。成長期の子どもならなおさら。からだの中で新しい細胞がどんどんつくられ、「新芽」をのばしているはずです。

冬の間は、虫や動物たちが冬眠するように、わたしたちのからだも休眠状態になります。体温やエネルギーを逃がさな

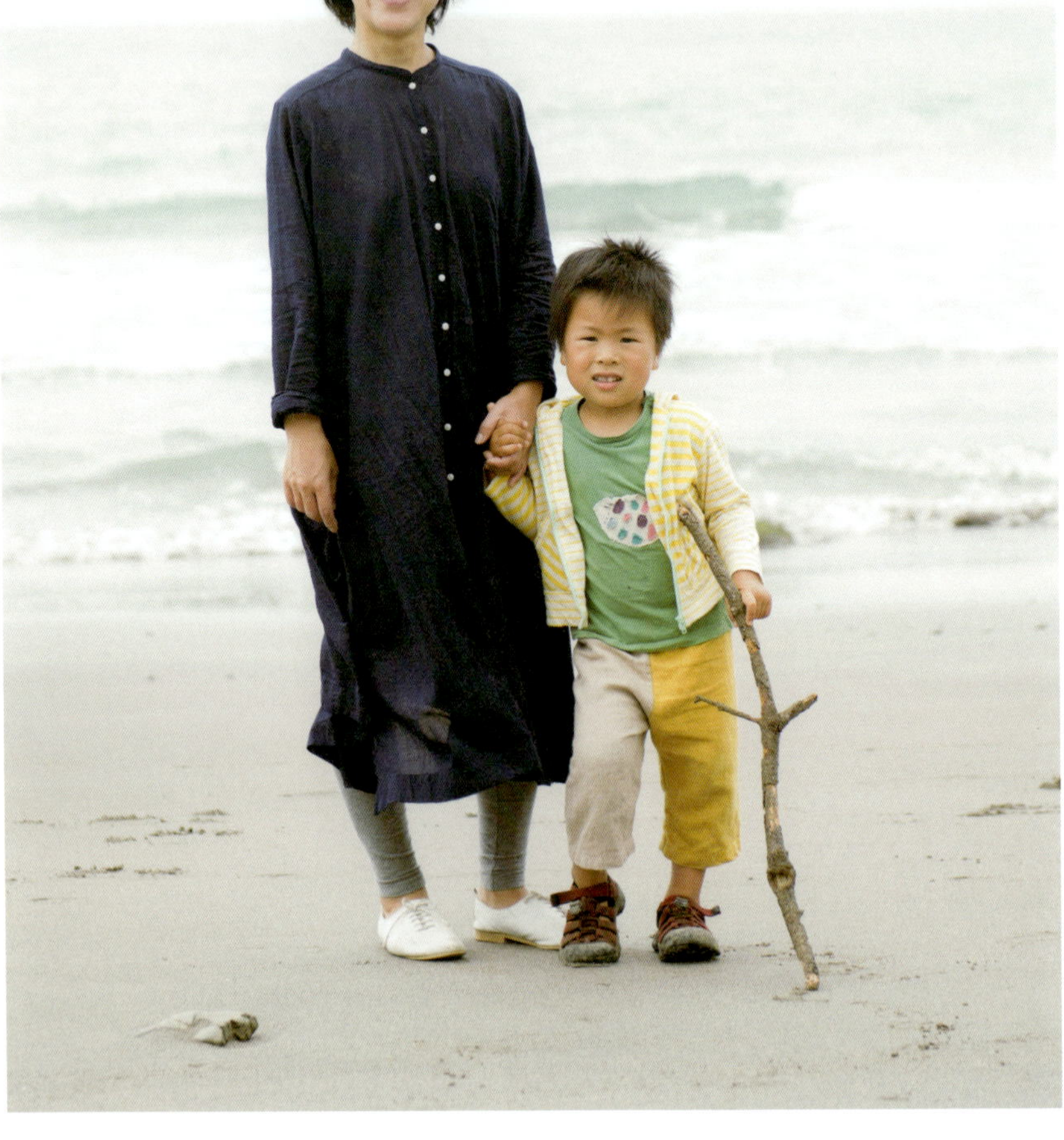

いよう、できるだけ活動を抑え、栄養や脂肪、老廃物をため込もうとします。ところが春になると一転。からだも冬から春へと切り替わります。新陳代謝が活発になって、ため込んだ脂肪や老廃物、毒素をどんどん排出しようとします。春は排毒の季節なのです。

　このとき、排毒のために一生懸命働くのが「肝」です。肝はからだの解毒器官であるため、春は働きすぎてオーバーヒートしやすくなります。「急に高熱が出た」「夜、よく眠れず、昼間ぼーっとしてしまう」「ものもらいになったり、鼻づまりがひどくなった」……。これらは春に多い子どもの症状ですが、いずれも肝の高ぶりが一因です。

　また肝は、「気」をスムーズにめぐらす働きももっているため、肝の働きが悪くなると、気が滞ってうつうつとしたり、イライラしたり、落ち着きがなくなったり、夜泣きがひどくなったりと、情緒不安定に。自然界に合わせて、春はとくに、気をのびやかにめぐらすことが大切です。

　中医学では、肝の働きを補うのは酸味の食材とされます。はっさく、いよかん、甘夏など春はさまざまな柑橘類が出まわります。ふきやたけのこ、よもぎなど春が旬の山菜や、かぶ、あさりなどにも解毒や排泄の作用があります。肝の高ぶりを抑えるのは、せりやセロリ、三つ葉など。また、玉ねぎやセロリ、柑橘類など香りのよいものには気をめぐらす働きがあります。春はこうした酸味のものや解毒・排泄を促す食材で肝を助け、心身のめぐりをよくしましょう。

　また、春は活動的になる季節ですが、「元気がない」「食欲がない」という子には、気を補ったり消化を整えたりするものがおすすめです。

春におすすめの食材

こんなトラブルが出たときに

・イライラ怒りっぽい
・食欲や活力がない
・目や鼻のトラブル
・気持ちが不安定
・花粉症
・肌のトラブル

肝の働きを補う酸味のもの

柑橘類（はっさく、甘夏、いよかん、夏みかんなど）、いちご、りんご

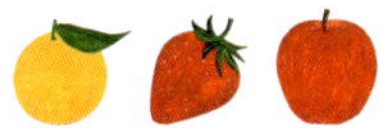

解毒・排泄作用のあるもの

山菜類（ふき、たけのこ、よもぎなど）
ごぼう、かぶ、あさり、黒豆、小豆

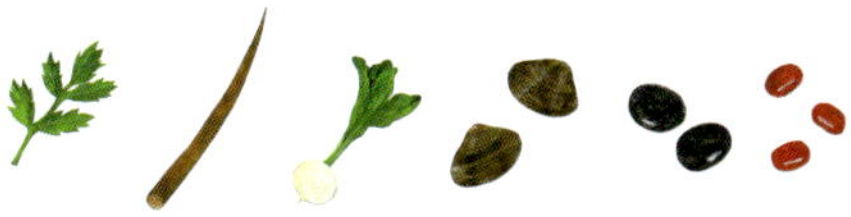

肝の高ぶりを抑える香味野菜

セロリ、せり、三つ葉

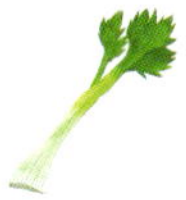

気をめぐらす香りのよいもの

柑橘類、玉ねぎ、セロリ

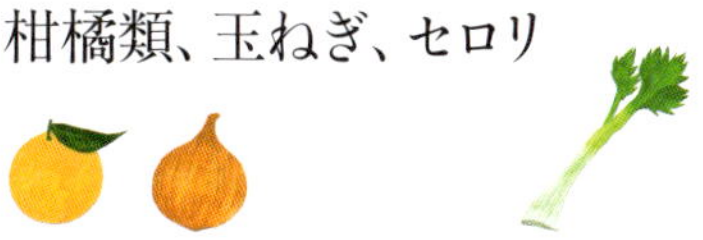

精神安定作用のあるもの

あさり、アーモンド、三つ葉

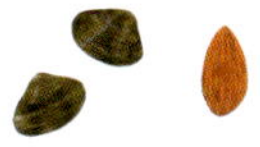

気を補ったり、胃腸を整えるもの

空豆、アーモンド、じゃがいも、にんじん、山いも

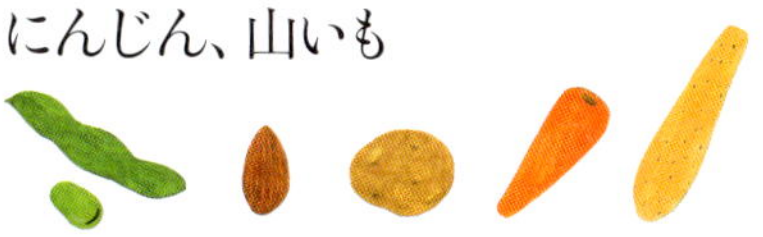

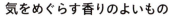

春の薬膳

イライラ怒りっぽい子に

春のうららかな日差しを浴びると、思わず「う〜ん」とのびをしたくなります。こうして無意識のうちに気のめぐりを促しているのですね。春はこの気の流れをスムーズにすることが健やかに過ごす秘訣。成長期の子どもはとくに、ぐんぐんとのびやかに気をめぐらすことで、細胞が活性化し、成長を応援することができます。

気のめぐりを助けるのが柑橘類や、玉ねぎ、セロリなどの香りのある食材。なかでも酸味のあるものは、春に疲れやすい肝臓を補うので一石二鳥。肝臓はからだの解毒器官で、冬の間にたまった毒素や老廃物を排出するのに大忙しなのです。「新玉ねぎのとろとろ煮柑橘風味」は、調味料は塩だけですが、じっくり煮込むことで、とろっとろに甘くなります。柑橘の汁は仕上げに加え煮込まないほうが効果的。種類は何でもいいのですが、はっさくや甘夏、夏みかんなどがおすすめです。

わたしの周囲では、概して女性は酸味に強く、男性は苦手という傾向があるように見え、男女で酸味への感受性が違うのかなあと思っていたのですが、息子のあそび方を見ていて、はっと気づきました。家の中でも、もちろん外でも、一日中飛びまわって跳ねまわって、とどまることを知らない息子。あれだけ動きまわったら、きっと酸味のような気をめぐらす食材の助けがなくても、気もよくめぐるのだろうなと思いました。酸味を欲するかどうかは、そのひとの活動量によるのかもしれません。

そう、からだをよく動かすことでも気はめぐるので、春はどんどん外に出てあそびましょう。

[おすすめ食材]

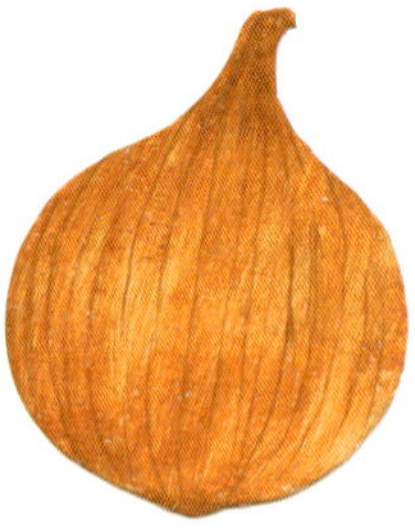

玉ねぎ
辛味・温性
ツンとくる匂いの元、硫化アリルが、精神を安定させる。安眠にも。

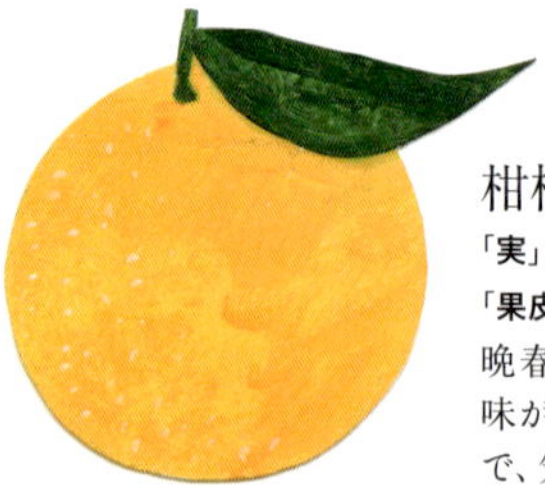

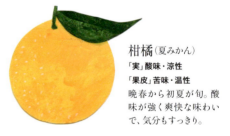

柑橘（夏みかん）
「実」酸味・涼性
「果皮」苦味・温性
晩春から初夏が旬。酸味が強く爽快な味わいで、気分もすっきり。

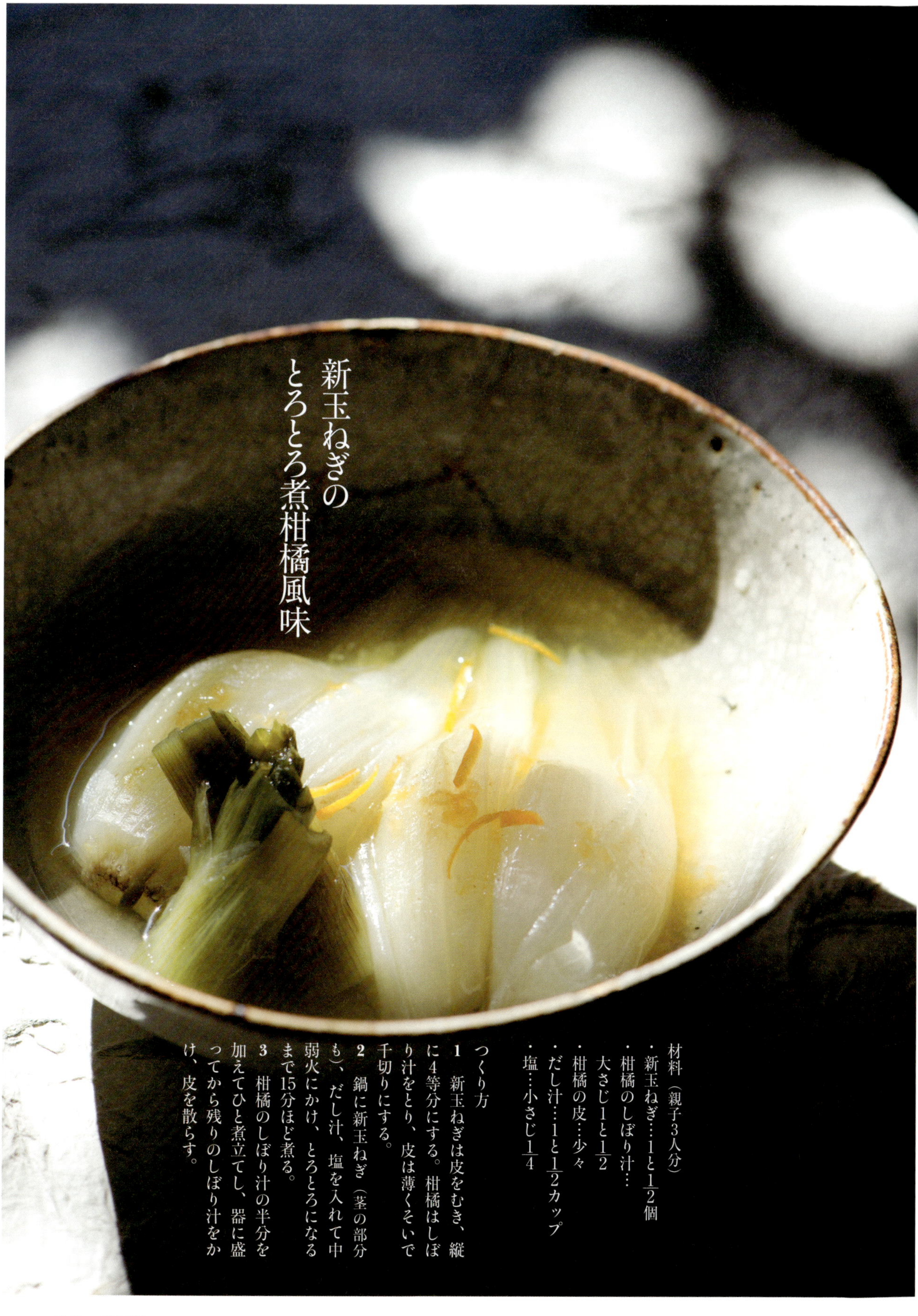

新玉ねぎのとろとろ煮柑橘風味

材料（親子3人分）
・新玉ねぎ…1と$\frac{1}{2}$個
・柑橘のしぼり汁…大さじ1と$\frac{1}{2}$
・柑橘の皮…少々
・だし汁…1と$\frac{1}{2}$カップ
・塩…小さじ$\frac{1}{4}$

つくり方
1　新玉ねぎは皮をむき、縦に4等分にする。柑橘はしぼり汁をとり、皮は薄くそいで千切りにする。
2　鍋に新玉ねぎ（茎の部分も）、だし汁、塩を入れて中弱火にかけ、とろとろになるまで15分ほど煮る。
3　柑橘のしぼり汁の半分を加えてひと煮立てし、器に盛ってから残りのしぼり汁をかけ、皮を散らす。

花粉症でつらい子に

春はデトックスの季節。冬の間に眠っていたからだが目を覚ますと、気の流れも新陳代謝も活発になって、ため込んだ脂肪や老廃物、毒素をせっせと排泄しようとします。春はダイエットをはじめるにも、からだをリセットするのにも最適なタイミングなのです。春になるとアレルギー症状が悪化したり、花粉症で鼻水やくしゃみが激しく出たりするのも、冬の間にたまっていた余分な水分や毒素を排出するためのひとつの反応なのですね。

この時期、積極的に摂り入れたいのも、こうしたデトックスを手助けしてくれる食材です。たとえば、小豆、黒豆、納豆、里いも、かぶ、たけのこ、菜の花、にら、しじみなどには解毒作用があり、体内に蓄積した老廃物を取り除く作用があります。大根や玉ねぎ、あさり、わかめ、昆布などは余分な水分の排出を助けてくれます。また、ごま、小松菜、ごぼう、しめじ、白菜などは腸の働きを高めて、便による毒素の排出を促します。

「かぶとあさりのさっと煮」は、デトックス食材を組み合わせたレシピ。あさりは加熱しすぎると固くなるので、かぶがやわらかくなってから、仕上げに加えてさっと煮るのがポイント。だしや調味料をあれこれ使わなくても、あさりの旨味たっぷりで、とっても味わい深いです。葉つきのかぶがないときは、菜の花もおすすめ。

春はこうした解毒・排泄の働きをもつ食材で、いらないものをせっせと出しきり、からだをリセットしましょう。しょっちゅう鼻水や咳が出ているという子も、余分な水が出て、すっきりすると思いますよ。

[おすすめ食材]

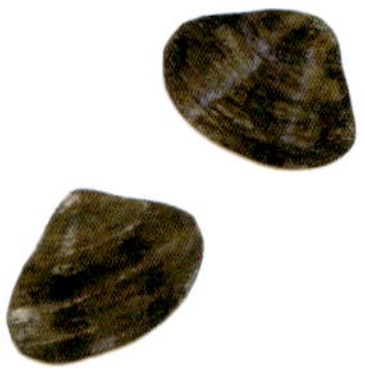

あさり
鹹味・寒性
豊富に含まれるタウリンが肝臓の解毒作用を促進。過剰な熱を取り、咳や痰にも。

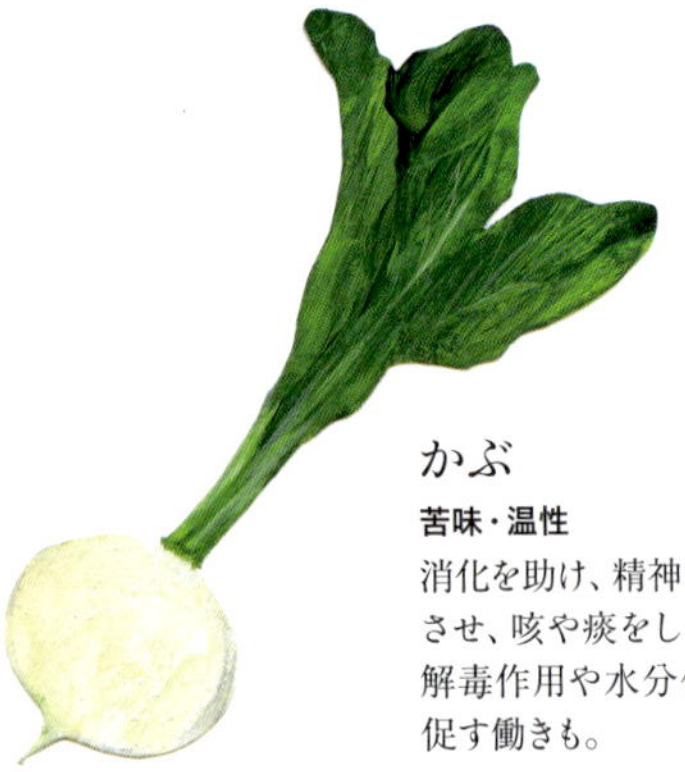

かぶ
苦味・温性
消化を助け、精神を安定させ、咳や痰をしずめる。解毒作用や水分代謝を促す働きも。

かぶとあさりのさっと煮

材料（親子3人分）
・あさり…100g
・葉つきのかぶ…2個
・しょうが…ひとかけ
・水…100㎖
・塩…少々
・酒…大さじ1
・しょう油…少々

つくり方

1 あさりは塩水（分量外）につけて砂抜きし、よく洗う。かぶは8等分に切る。かぶの葉はゆでてから3㎝長さに刻む。しょうがはみじん切りにする。

2 鍋にかぶの実としょうが、水、塩、酒を入れて中火にかけ、沸騰したら弱火にし、蓋をして4〜5分煮る。

3 かぶがやわらかくなったら、あさりと水気を切ったかぶの葉を加えて蓋をし、あさりの殻が開いたら、味をみて香りづけにしょう油をひとまわしして、すぐに火を止める。

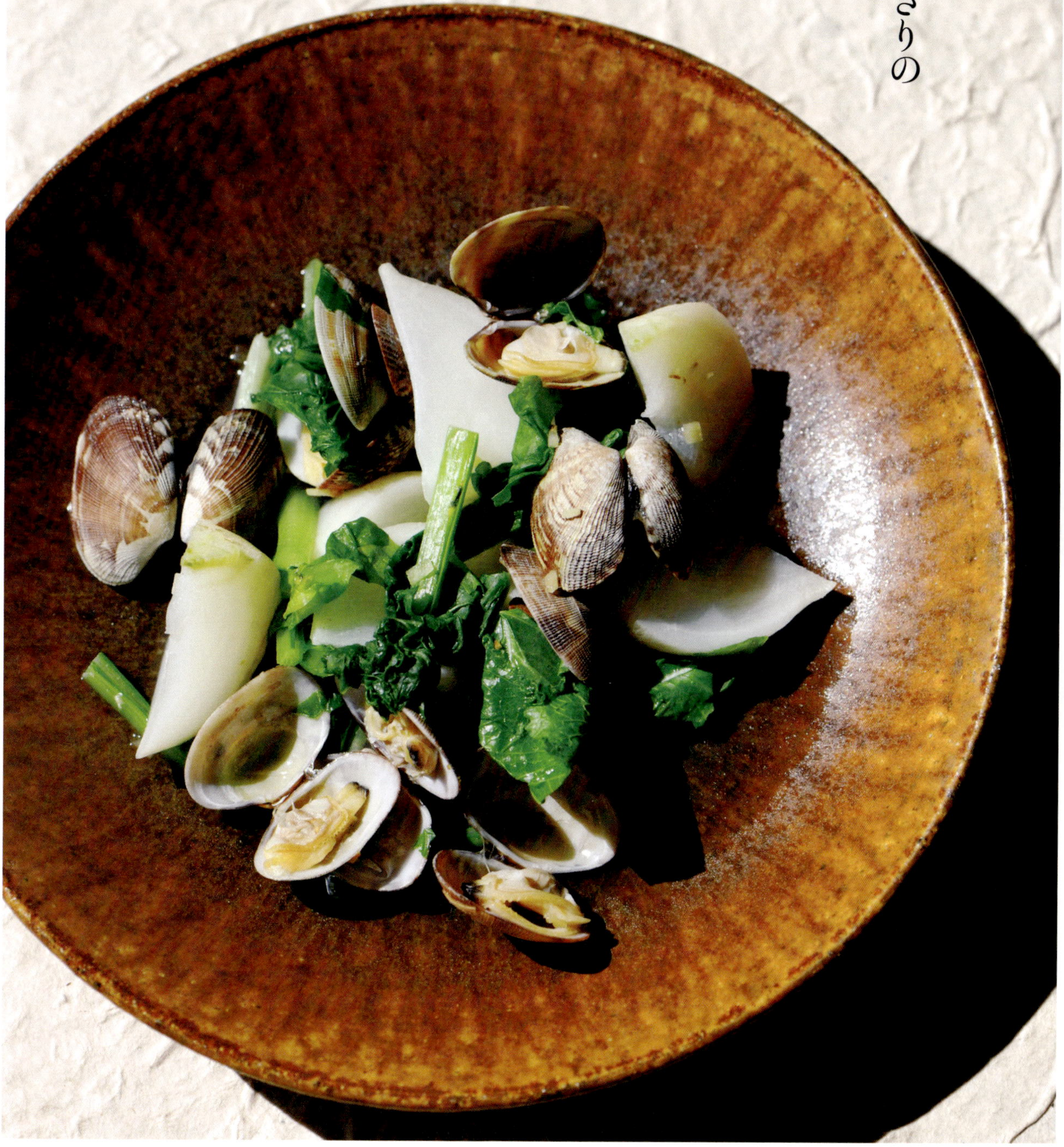

鼻づまり、ものもらい、のどの痛みに

　生きものたちがいっせいに活動をはじめる春は、自然のエネルギーが高まる季節です。わたしたちのからだの中も同じこと。冬の間、ゆるやかにただよっていた生命エネルギーである「気」も、気温の上昇とともに一気に動き出し、温かい空気とともに上へ上へと昇りはじめます。新陳代謝も活発になり、冬の間にため込んだ老廃物や毒素をどんどん排出しようとします。すると、からだの解毒器官である「肝」が働きすぎて、オーバーヒートしやすくなります。

　肝は「血の蔵」と言われる血液の貯蔵器官でもありますが、肝の働きが高ぶると、気とともに血液もからだの上部に集まりやすくなるとされます。その結果、気や血が上半身に集まって、熱、鼻づまり、のどの痛み、目の充血、ものもらい、目やに、めまい、頭痛、不眠など肝の高ぶりによる上半身の症状が表れやすくなるのです。

　そこでおすすめしたいのが、せり、セロリ、三つ葉、ピーマン、トマトなどです。独特の苦味や香りがあり、子どもたちにとっては苦手な野菜が多いと思います。でも先日、主宰している自主保育「そらまめ」の仲間がつくってきてくれた「セロリとじゃがいものおやき」は意外や意外、子どもたちがわれ先にと、食べたのです。このおやきをわたし流にアレンジしたのが「セロリのじゃがいもガレット」です。じゃがいもをごくごく細切りにするのがポイントで、片栗粉などのつなぎを入れなくても、でんぷんがよくくっついて固まります。わたしは焦げ目がつくくらい、しっかり焼くのが好み。セロリの香り成分には、頭痛をやわらげる鎮静作用や気持ちを落ち着ける精神安定作用も期待できるので、頭痛もちのひと、イライラしやすいひとや怒りっぽいひとにもおすすめです。

[おすすめ食材]

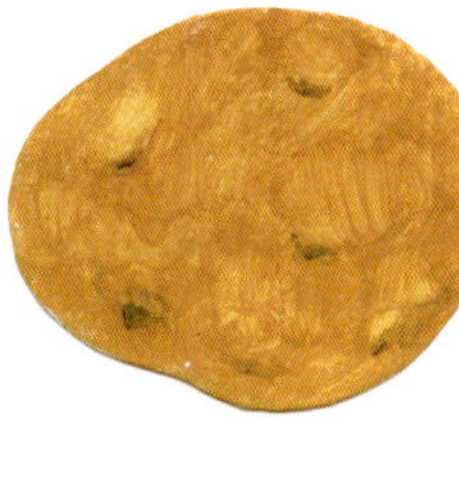

じゃがいも
甘味・涼性
からだの熱を冷ましたり、痛みを止める働きがある。胃腸を整えて消化も促進。

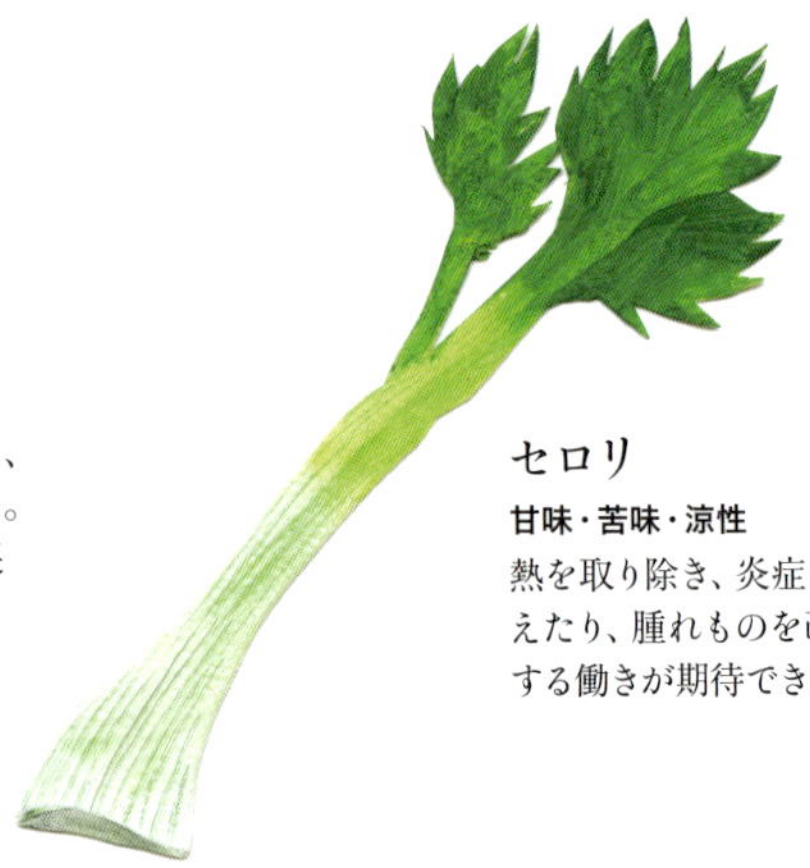

セロリ
甘味・苦味・涼性
熱を取り除き、炎症を抑えたり、腫れものを改善する働きが期待できる。

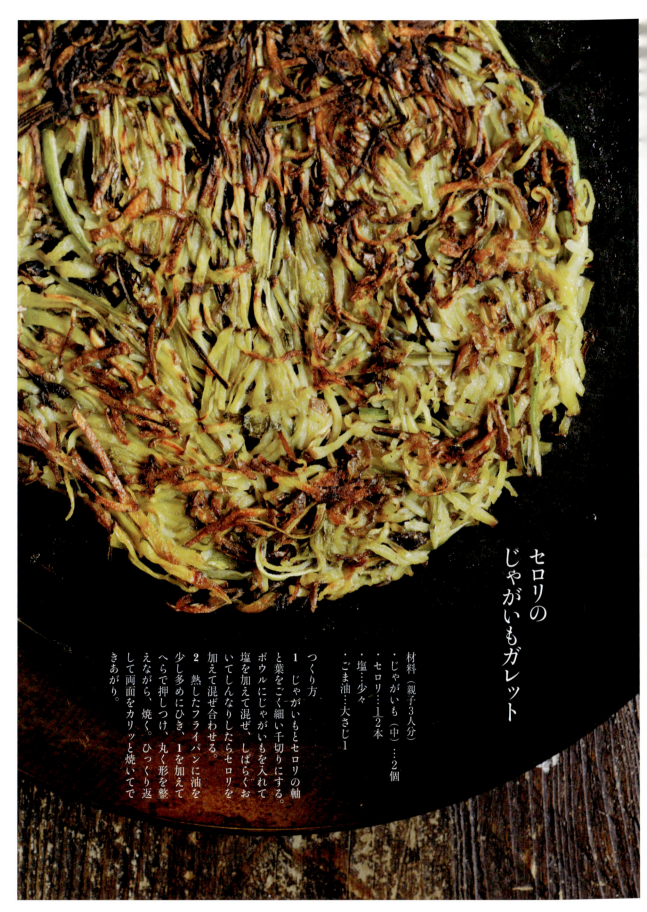

セロリのじゃがいもガレット

材料（親子3人分）
・じゃがいも（中）…2個
・セロリ…1/2本
・塩…少々
・ごま油…大さじ1

つくり方

1　じゃがいもとセロリの軸と葉をごく細い千切りにする。ボウルにじゃがいもを入れて塩を加えて混ぜ、しばらくおいてしんなりしたらセロリを加えて混ぜ合わせる。

2　熱したフライパンに油を少し多めにひき、**1**を加えてへらで押しつけ、丸く形を整えながら、焼く。ひっくり返して両面をカリッと焼いてできあがり。

春の薬膳

しっしんや、かゆみに

日本の春は寒暖の差が激しく、一年でもっとも風が強く吹く季節。中医学ではこの風にのって、病気をもたらす「邪気[*1]」が体内に侵入しやすい季節とされます。また、自然界の「陽の気」が盛んになると、体内の気血の流れが活発になって血が昇ったり、からだを汚す瘀血《おけつ》[*2]や毒素が動き出して体表や上半身に表出しやすくなります。そのため春はしっしんやかぶれ、かゆみなどの皮膚トラブルが起こりやすいのです。それだけでなく、熱風邪をひいたり、頭痛やめまいなども起こしやすくなります。

　こうした春先の邪気や毒素の影響を受けずに元気に過ごすには、丈夫な胃腸が基本。食べたものをしっかり消化・吸収・排泄できる胃腸を育てることが、毎日の食養生の基本だと思います。

　ところが、消化器は湿気に弱いため、日本人は胃腸の弱いひとが圧倒的に多いとされます。そこで、胃腸を丈夫にする「にんじんつくね」をご紹介します。

　にんじんは胃腸の働きを高める代表的な食材で、どんな体質のひとにも取り入れやすいのも特長です。皮のすぐ下にβ-カロテンなどの栄養素が多いので、皮ごとすりおろして使いましょう。皮膚トラブルの一因となる毒素を解毒して排出を促す黒豆や小豆、豆腐、納豆、かぶ、菜の花、にらなどもおすすめです。

［おすすめ食材］

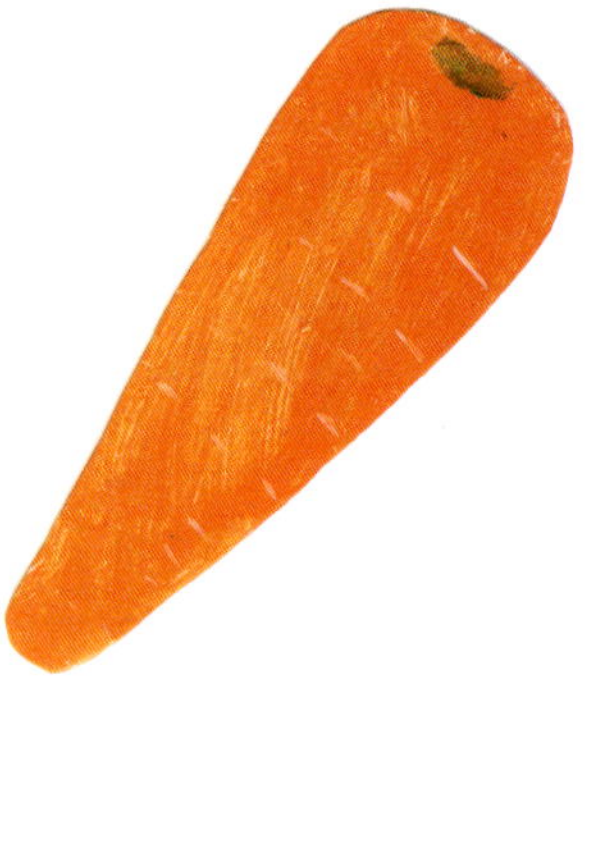

にんじん

甘味・温性

ビタミンAが、皮膚や粘膜を正常に保つ。消化不良や虚弱体質の改善も期待できる。

*1　気候変化にともない、からだに悪影響を及ぼすもの。「風邪・寒邪・暑邪・湿邪・燥邪・火邪」の6つがあります。
*2　血の流れが滞って古くねばねばとした状態。

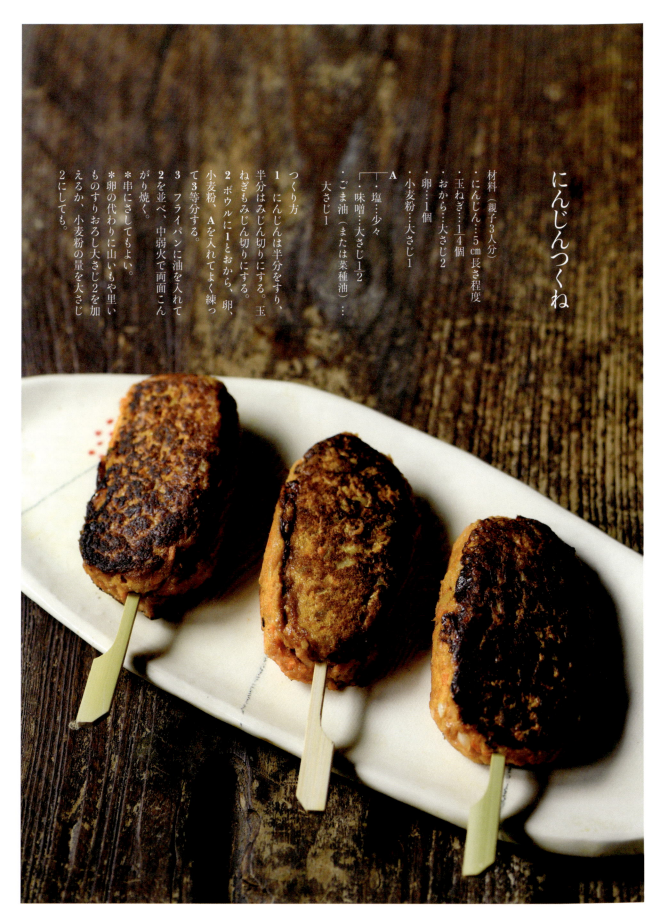

にんじんつくね

材料（親子3人分）

- にんじん…5cm長さ程度
- 玉ねぎ…1/4個
- おから…大さじ2
- 卵…1個
- 小麦粉…大さじ1
- A
  - 塩…少々
  - 味噌…大さじ1/2
- ごま油（または菜種油）…大さじ1

つくり方

1 にんじんは半分をすり、半分はみじん切りにする。玉ねぎもみじん切りにする。

2 ボウルに**1**とおから、卵、小麦粉、**A**を入れてよく練って**3**等分する。

3 フライパンに油を入れて**2**を並べ、中弱火で両面こんがり焼く。

＊串にさしてもよい。

＊卵の代わりに山いもや里いものすりおろし大さじ2を加えるか、小麦粉の量を大さじ2にしても。

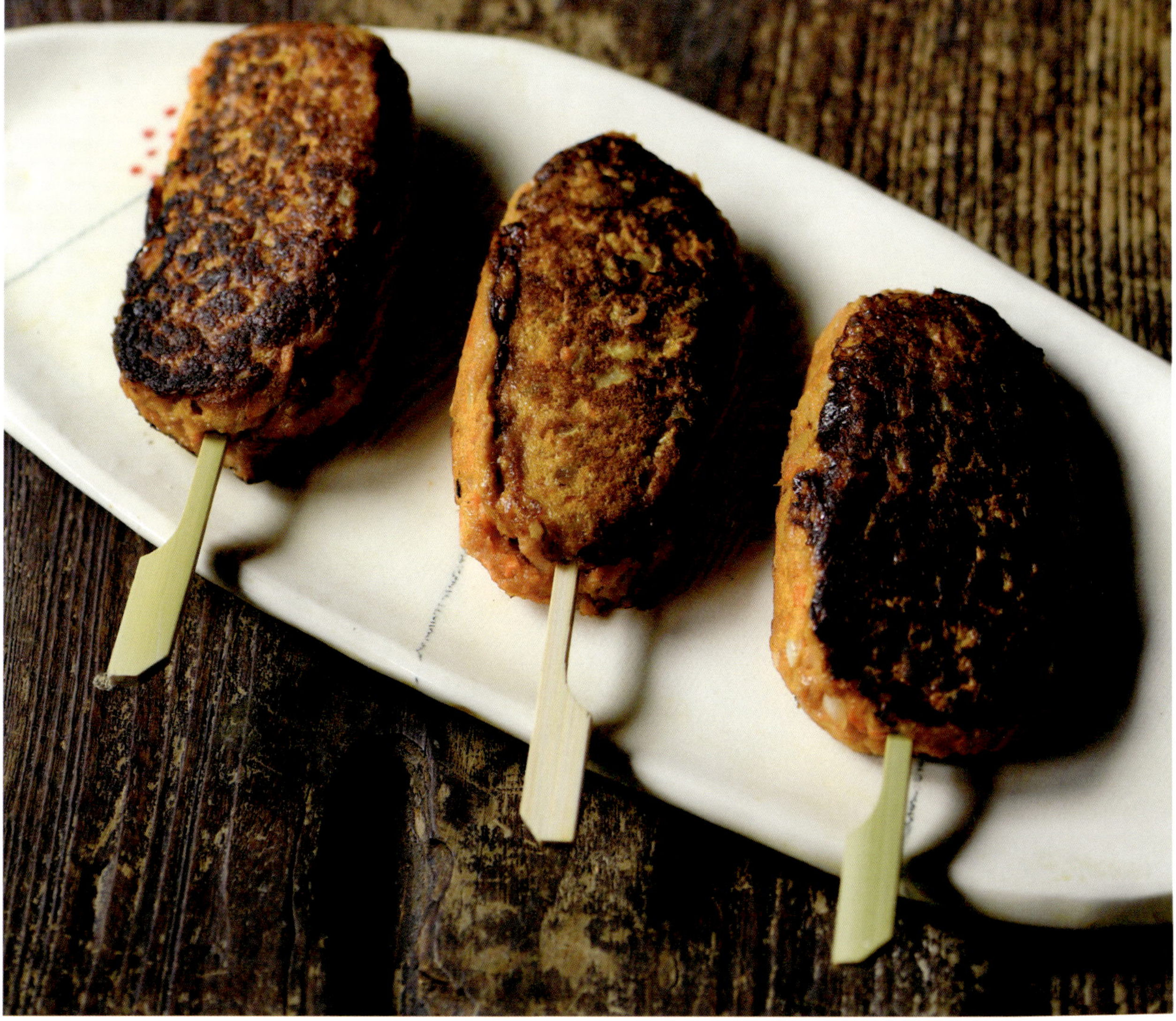

春の薬膳

食欲や活力がない子に

新緑のまぶしい季節。山はうど、たらの芽、木の芽、畑はきぬさや、グリーンピース、空豆、アスパラガスと、みずみずしい緑の山菜や野菜でにぎわうようになります。新芽や新豆はまさに生命力の象徴。春はこうしたいきいきとした新芽や新豆の生命力をたっぷり取り込むのが自然のリズムに添った食べ方です。

なかでも子どもたちが取り入れやすいのが若い緑の豆類。豆の中にはこれから芽を出し、成長していくために必要な栄養がぎっしりつまっています。大豆が「畑の肉」なら、青い豆は「畑の卵」。良質なたんぱく質はもちろん、完熟した豆には少ないビタミンCやB群が多く、緑黄色野菜の栄養も兼ね備えています。

「空豆の山いもフリット」は、固めにゆでた空豆を、すりおろした山いもと一緒に揚げるのですが、山いもを使えばつなぎも衣も不要。油に落としてもしっかり固まって、とろっ、ふわっ、さくっとした食感がたのしめます。

空豆も山いもも、「気」を補って胃腸を整える働きが期待できるので、食欲のない子や活力のない子にもおすすめです。豆類はたんぱく質が多いために腸内で異常発酵して、おなかが張ったり便秘になりやすいのですが、山いもは一緒に食べるものの消化を促進する働きがあるので理想的な組み合わせです。空豆の代わりに、スナップエンドウやグリーンピースなどでもおいしいですよ。

片手でつまんで食べられるので、手づかみ時期の子にもいいですね。油でベトベトになりますが、それも五感を使う食の体験のひとつ。わが家でも手づかみ時期は、「きれいに食べる」ことよりも「おいしく食べる」ことを大事にしようと、ベトベトの手をこすりつけられても、まぁ、大目に見ていました。

［おすすめ食材］

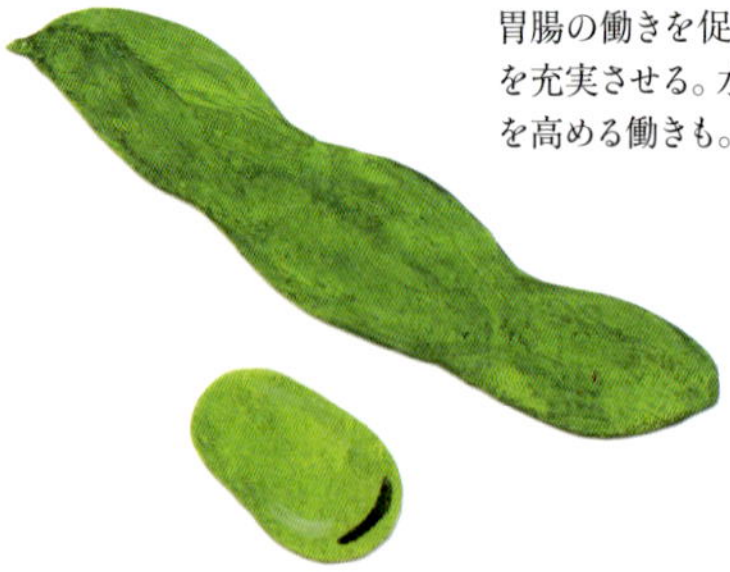

空豆

甘味・平性

胃腸の働きを促し、気力を充実させる。水分代謝を高める働きも。

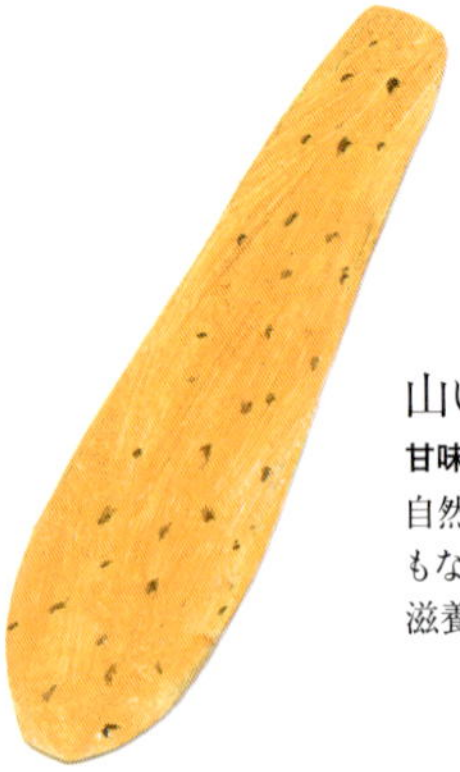

山いも

甘味・平性

自然薯、長いも、大和いもなど。胃腸を丈夫にし、滋養強壮する。

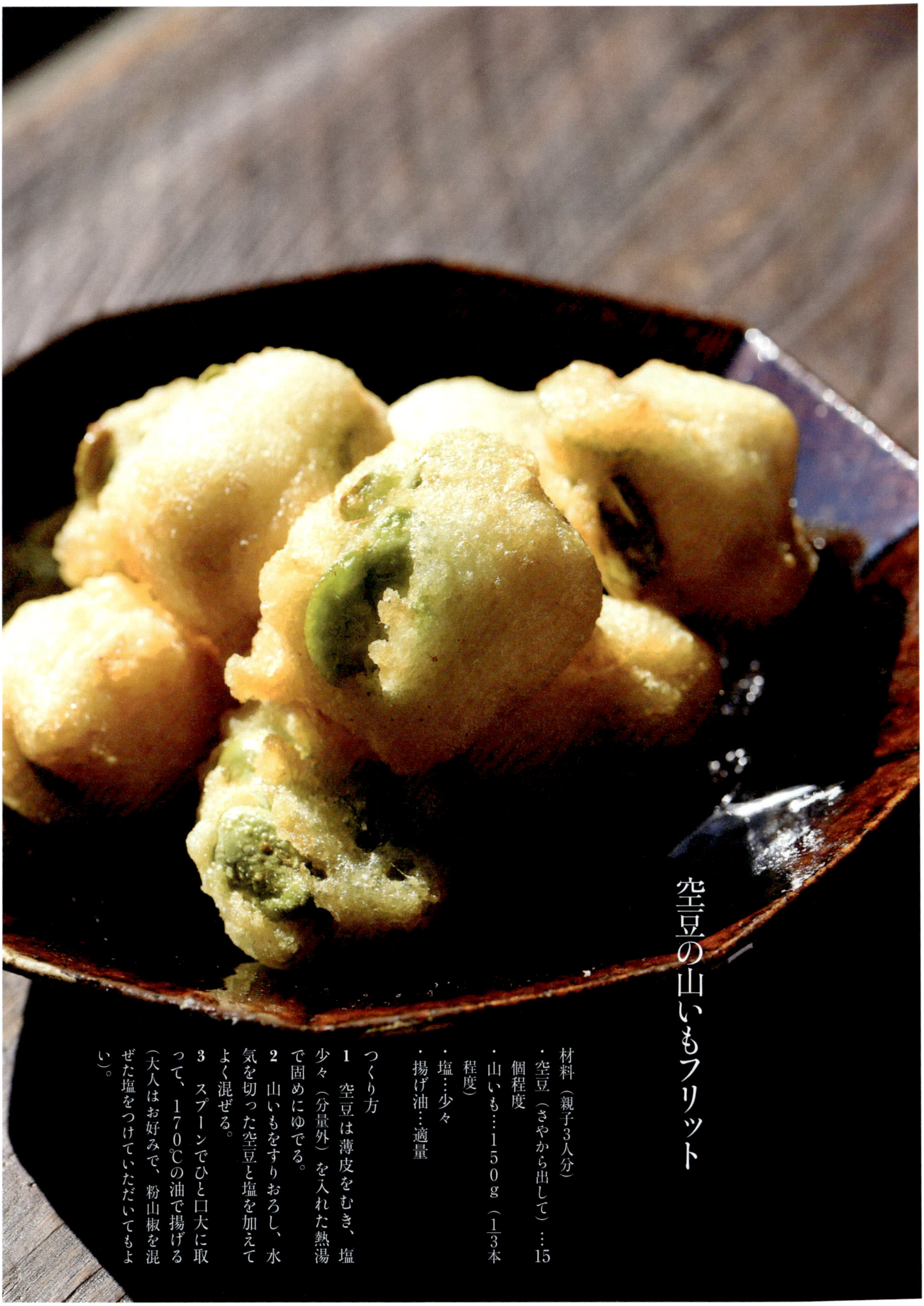

空豆の山いもフリット

材料（親子3人分）
・空豆（さやから出して）…15個程度
・山いも…150g（1/3本程度）
・塩…少々
・揚げ油…適量

つくり方

1 空豆は薄皮をむき、塩少々（分量外）を入れた熱湯で固めにゆでる。

2 山いもをすりおろし、水気を切った空豆と塩を加えてよく混ぜる。

3 スプーンでひと口大に取って、170℃の油で揚げる（大人はお好みで、粉山椒を混ぜた塩をつけていただいてもよい）。

気持ちが不安定な子に

春は変化の季節。入学や卒業、転勤、人事異動などで環境が変わることが多くなります。最初は慣れるために一生懸命でしょうが、気づかないうちにストレスが蓄積され、1ヶ月もすると、心身の疲労が顕著になります。五月病などの精神的な症状が増えるのもこの頃です。

こうしたストレスの影響をもっとも受けやすいのが「肝」です。ストレスによって働きがみだれると、肝がつかさどる自律神経のバランスが崩れ、情緒が不安定になりやすいのです。

夜泣きがひどかったり、かんしゃくもちで怒りっぽかったり、ひとを噛んだり、爪を噛んだり、キーキー声を出したりと、子どもの衝動的・感情的な表現は、肝のみだれが一因かもしれません。あるいは、親もこの時期にイライラや不安感が募るので、それを敏感に感じ取り、肝のストレスとなっているのではないでしょうか。

不安定な気持ちをしずめるには、精神安定作用の期待できるものを取り入れましょう。たとえば、玄米、小麦、アーモンド、チンゲンサイ、百合根、あさり、鰯《いわし》、牡蠣《かき》、しじみなどがおすすめです。「白身魚のアーモンド衣焼き」は、アーモンドがサクサクとして香ばしく、いつものお魚がひと味違った味わいになります。お魚をささみに変えてもおいしいですよ。

夜泣きやかんしゃくなど、子どもの神経症に使われる漢方薬には、「母子同服」*と言って、親も一緒に服用することをすすめられるものがあります。それほど身近な大人の影響が大きいと考えられているのでしょう。食べものも同じ。おかあさんやおとうさんもストレスをためないよう、親子で一緒にリラックス効果の期待できるものを摂ってくださいね。

［おすすめ食材］

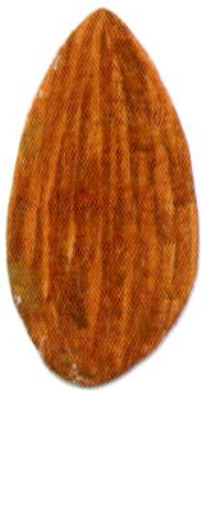

アーモンド
甘味・平性
脳の働きを高め、ストレスを緩和し、精神を安定させる。便秘にも。

* 子どもが病気になったときに、子どもと同じ薬を母親（身近な大人）も飲むこと。

白身魚のアーモンド衣焼き

材料（親子3人分）

A
- ・塩…少々
- ・こしょう…少々
- ・酒…小さじ$\frac{1}{2}$

・白身魚…3切れ
・山いもすりおろし…大さじ1
・片栗粉…大さじ1と$\frac{1}{2}$
・アーモンドスライス…40g程度
・油…適量

つくり方

1 **A**を合わせて白身魚にすりこみ、10分ほどおく。すりおろした山いもは2倍量の水（分量外）で溶いておく。

2 白身魚に片栗粉、**1**の山いも、アーモンドスライスの順につける。

3 油をひいて160℃に熱したオーブンで、**2**をおいしそうな焼き色がつくまで7～8分焼く（フライパンにアルミホイルを敷いて、蓋をして中弱火で焼いてもよい）。お好みでレモンしょう油をかけても。

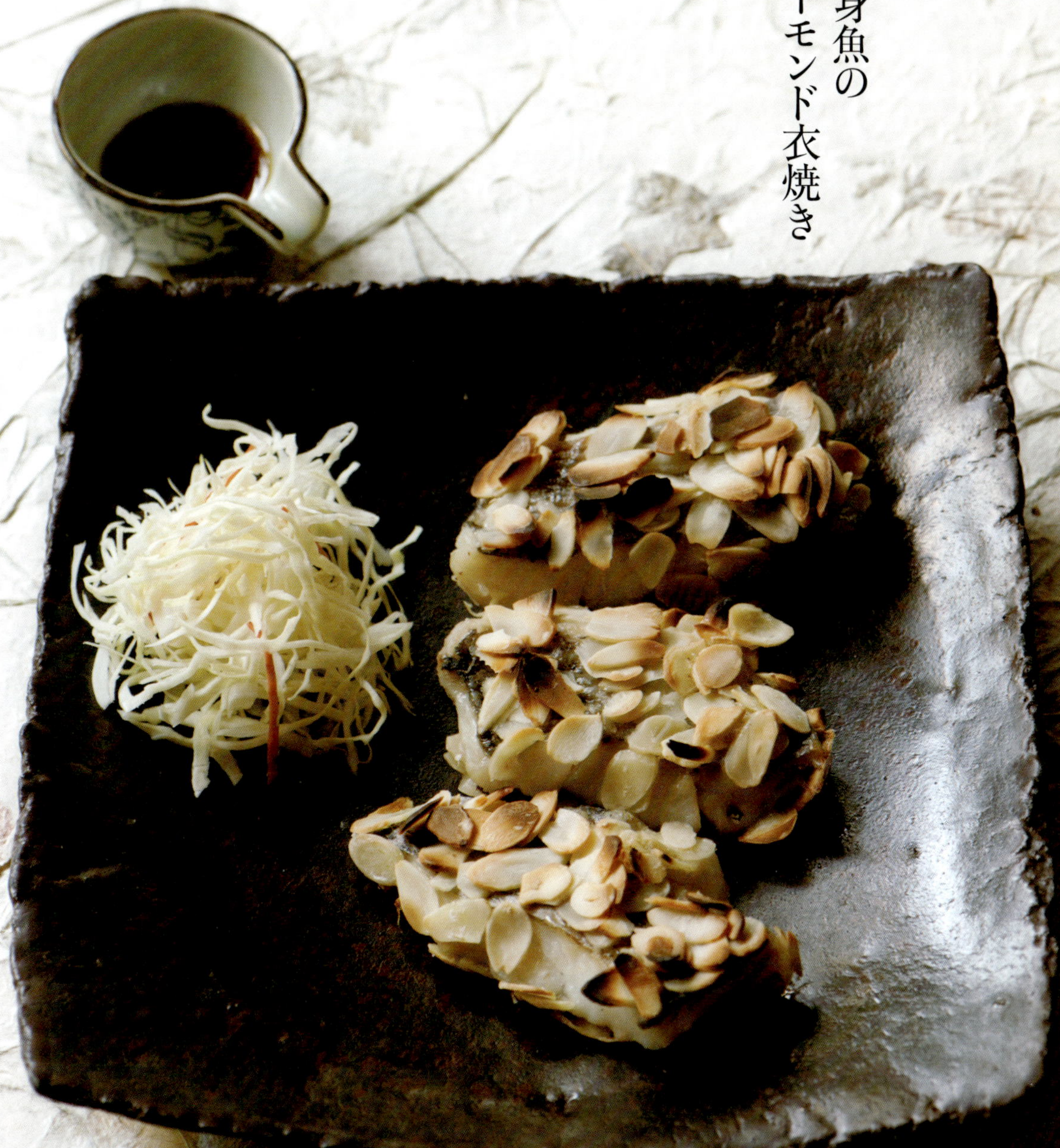

春のおやつ

酸味のあるおやつで排毒を。おやつづくりでは甘味を控える工夫をしましょう。

1歳半を過ぎると、3食だけでは足りなくなってきます。10時と15時ぐらいに、決まって「ちょうだい」がはじまることに。このとき、安易に市販のお菓子やジュースなどをあげると、血糖値の急な上昇などを招きます。

おやつは、基本的にはできるだけ甘味は控え、お米やいも類、豆類などの穀物や野菜を中心に、おにぎりや干しいも、蒸かしいも、炒り豆、蒸し野菜などで食事の代わりになるようなものを選ぶといいでしょう。1歳頃の息子のおやつも、乾燥昆布に切り干し大根、干しいもでした。

甘味を加えるならば、なるべくからだに負担のないものを選ぶように。わたしは白砂糖はもちろん、黒砂糖やきび砂糖も使わないようにしています。てん菜糖もほとんど使用しません。砂糖類はすべて血糖値の急上昇、急降下を招くため、それにともなって感情の起伏が激しくなるからです。子どもが怒りっぽい、キーキー叫ぶというときは、甘いものやジュース類の摂りすぎが一因かもしれません。血糖値が下がると、またすぐに甘いものをほしがるという、砂糖の依存ループに入ります。

てん菜糖やメープルシロップは血糖値の上下動はゆるやかですが、ショ糖を多く含みます。ショ糖の多いものは、悪玉菌のエサになったり、体内の炎症を促進したり、むし歯の増殖を促したりするので要注意。

いろいろ考えて、わたしは米あめか、はちみつか甘酒、または果物を利用しています。米あめは、米と麹で発酵させた昔ながらの甘味料ですが、濃縮しているぶん、血糖値の上昇率は高いのですが、ショ糖は含みません。はちみつや果物に含まれる果糖は、血糖値の上昇がゆるやかなうえ、ショ糖の含有量も少なく、ミネラルが豊富です。甘酒は血糖値の数値は明らかでないのですが、ショ糖は含まず、そのほかの栄養素が豊富なのがメリットです。あんこをつくるときも、砂糖ではなく干し柿や干しぶどう、デーツ（なつめやし）などのドライフルーツで甘味をつけるようにしています。黒蜜は、みりんを煮詰めてみりん蜜にしたりと、砂糖の代わりになるものを、あれこれ工夫しています。

さて、春におすすめのおやつですが、排毒の春は、解毒器官である「肝」がフル稼働。その働きを助けるのが、酢、梅、いちご、レモン、オレンジ、ゆず、みかんなどの酸味の食材です。おやつにも、こうした肝を補い、気をめぐらせる酸味を取り入れると、排毒を後押しできるでしょう。とくに、いちごは肝を養ってくれるのでおすすめ。黒豆や小豆、大豆などの豆類や、よもぎや緑茶、ごぼうなどの苦味の食材は解毒効果が期待でき、老廃物や毒素の排出を助けてくれます。

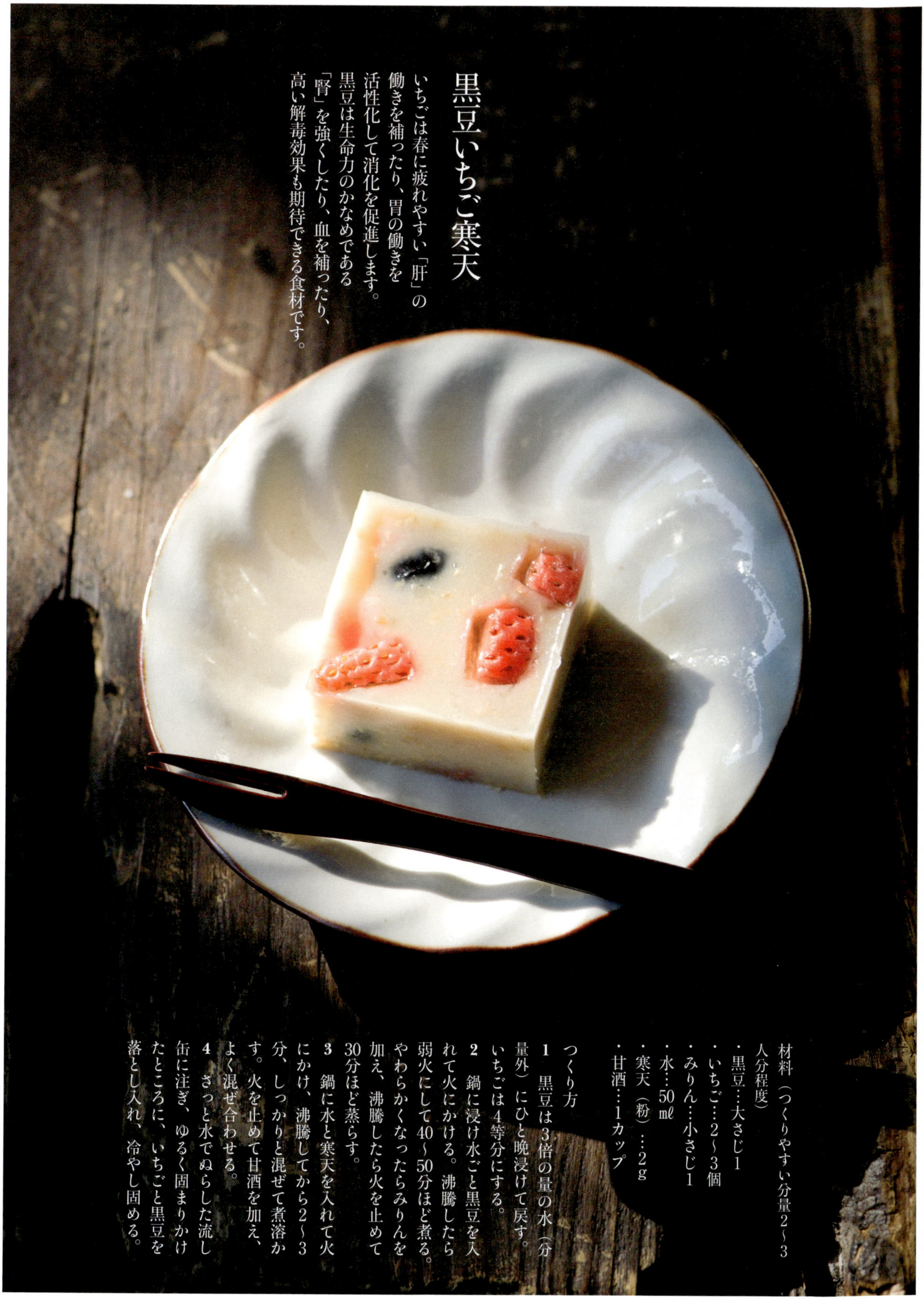

黒豆いちご寒天

いちごは春に疲れやすい「肝」の働きを補ったり、胃の働きを活性化して消化を促進します。黒豆は生命力のかなめである「腎」を強くしたり、血を補ったり、高い解毒効果も期待できる食材です。

材料（つくりやすい分量2〜3人分程度）
・黒豆…大さじ1
・いちご…2〜3個
・みりん…小さじ1
・水…50㎖
・寒天（粉）…2g
・甘酒…1カップ

つくり方
1　黒豆は3倍の量の水（分量外）にひと晩浸けて戻す。いちごは4等分にする。
2　鍋に浸け水ごと黒豆を入れて火にかける。沸騰したら弱火にして40〜50分ほど煮る。やわらかくなったらみりんを加え、沸騰したら火を止めて30分ほど蒸らす。
3　鍋に水と寒天を入れて火にかけ、沸騰してから2〜3分、しっかりと混ぜて煮溶かす。火を止めて甘酒を加え、よく混ぜ合わせる。
4　さっと水でぬらした流し缶に注ぎ、ゆるく固まりかけたところに、いちごと黒豆を落とし入れ、冷やし固める。

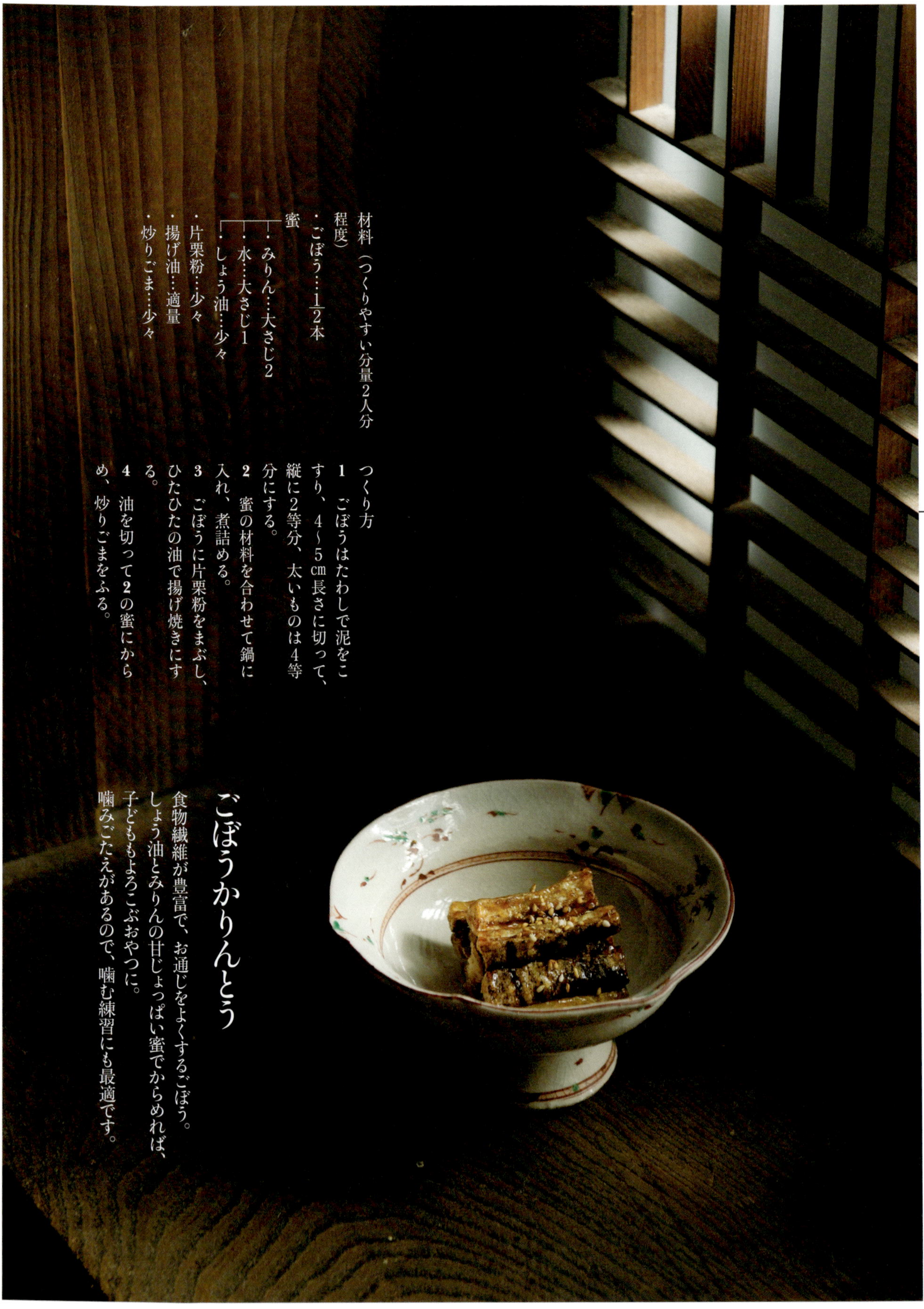

ごぼうかりんとう

食物繊維が豊富で、お通じをよくするごぼう。しょう油とみりんの甘じょっぱい蜜でからめれば、子どももよろこぶおやつに。噛みごたえがあるので、噛む練習にも最適です。

材料（つくりやすい分量2人分程度）

・ごぼう…1/2本

蜜
- ・みりん…大さじ2
- ・水…大さじ1
- ・しょう油…少々

・片栗粉…少々

・揚げ油…適量

・炒りごま…少々

つくり方

1 ごぼうはたわしで泥をこすり、4～5cm長さに切って、縦に2等分、太いものは4等分にする。

2 蜜の材料を合わせて鍋に入れ、煮詰める。

3 ごぼうに片栗粉をまぶし、ひたひたの油で揚げ焼きにする。

4 油を切って**2**の蜜にからめ、炒りごまをふる。

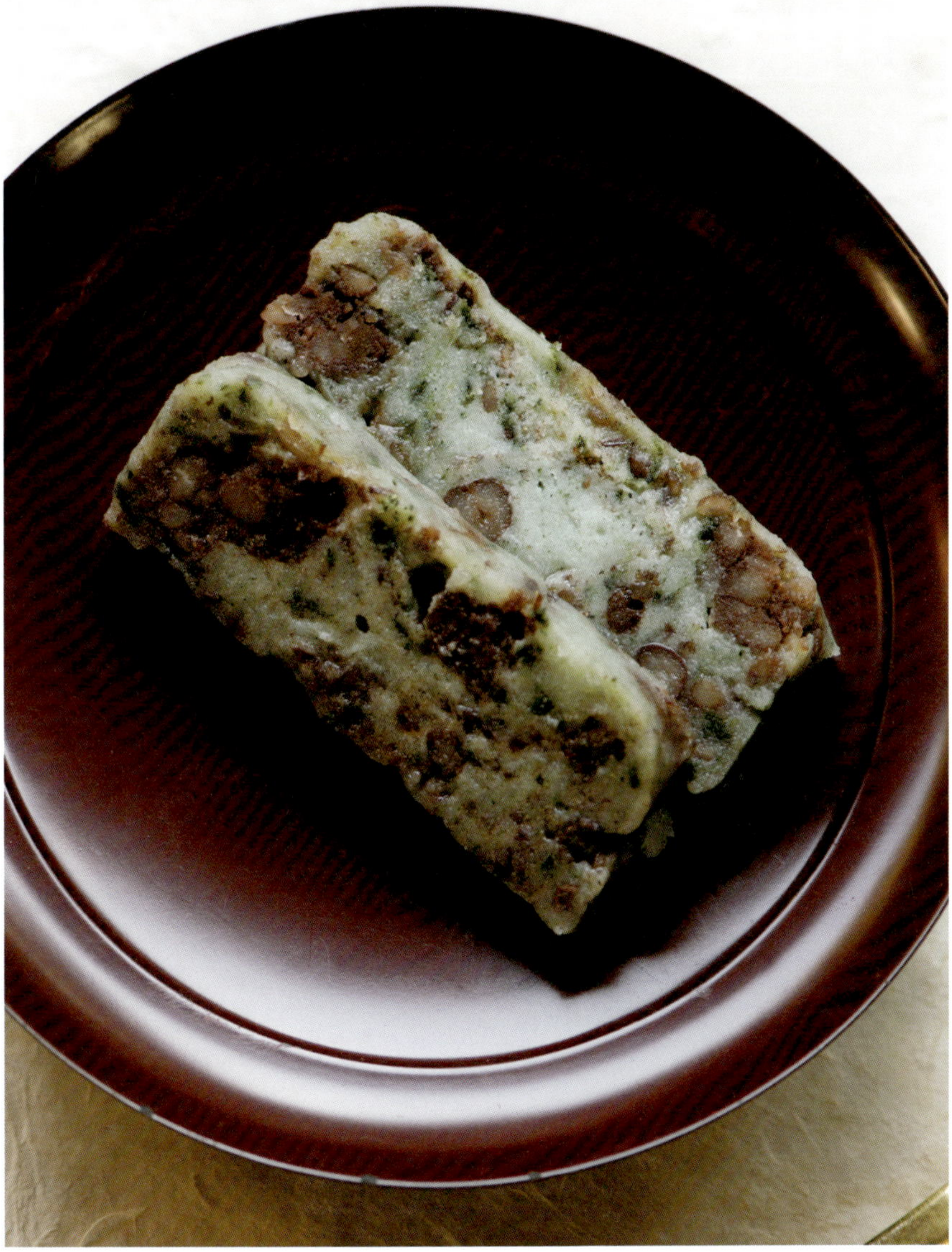

よもぎと小豆の米粉ういろう

少し苦みのあるよもぎと、
小豆は、どちらも毒素を分解し、
排毒作用が高い食材。
冬の間にたまった不要なものを、
しっかりと排出できるからだをつくってくれます。

材料（つくりやすい分量4～5人分程度）

・よもぎの新芽…5～6本（なければよもぎ粉…大さじ1）
・上新粉…100g
・干し柿あんこ*…100g

つくり方

1 よもぎの新芽は熱湯でさっとゆで、水気をしっかりきって細かく刻む。
2 すべての材料をボウルで混ぜる。
3 耐熱容器に**2**を入れ、蒸気のあがった蒸し器で15分蒸す。
4 冷めてから切り分ける。

*干し柿あんこのつくり方

小豆1合をよく洗い、たっぷりの水とともに鍋に入れて火にかける。沸騰したらざるにあげて水気を切る。鍋に小豆を戻し、5倍の水を入れて火にかける。沸騰したら中弱火にして1時間ほど、小豆がやわらかくなるまで煮る。途中、小豆が水から出ないように水を足す。みじん切りにした干し柿（3～4個）と塩（少々）を加え、さらによく混ぜながら煮る。お好みの固さになったら火を止める。

夏のからだ

水分が滞り、夏バテに

気温も湿度も高い日本の夏。からだの中にも余分な水分がたまりやすくなります。とくに影響を受けやすいのが「脾・胃（消化器官）」。「胃は湿をきらう」と言われ、余分な水分が滞ると働きが低下しやすいのです。

そもそも湿度の高い気候風土で暮らすわたしたち日本人は、脾・胃の働きの弱いひとが多いと言われます。加えて夏は、

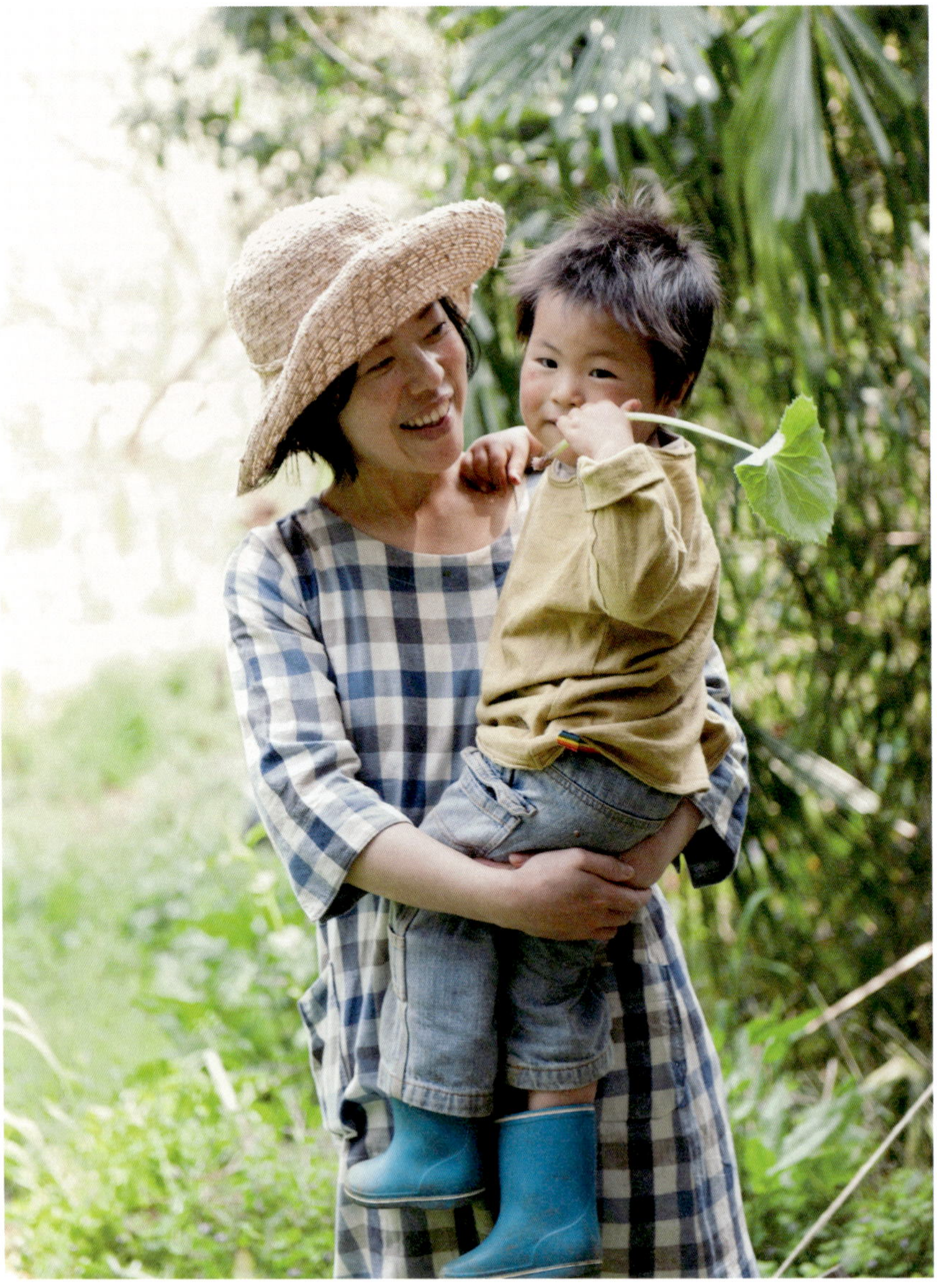

冷たい飲みものや生ものをつい摂りすぎてしまいがち。湿度と水分によるダブルパンチを受けた脾・胃は働きが悪くなり、食欲不振、胃もたれ、消化不良、嘔吐、下痢といった症状を招きます。これが、いわゆる夏バテの一因です。

旬の夏野菜は、からだを冷やす性質の食材がほとんどです。きゅうりや冬瓜、すいかなどの瓜類をはじめ、トマトやなす、オクラ、ゴーヤ、モロヘイヤなどは、どれも水分たっぷりでみずみずしく、のどの渇きをいやして、からだのほてりを冷ましてくれます。汗とともに失った水分やミネラル分の補給にも最適です。冷たいジュースや水の代わりに、こうした旬の夏野菜や果物で渇きをいやし、からだにこもった熱を冷ますのが賢明だと思います。熱中症予防のためにも、水をがぶ飲みするより、水分とミネラルをあわせて補給することができるので、おすすめです。

また夏は、弱りやすい脾・胃を補う甘味のものを、消化吸収のよいかたちで摂るようにします。黒豆や小豆、大豆、枝豆などの豆類や、大麦やはと麦などの雑穀類、とうもろこしなどは胃腸を補うと同時に、滞った余分な水分を排泄する利尿作用も高い食材です。これらをスープやお粥など、消化吸収のよいかたちで摂れば、食欲のないときでもするっと入る、胃腸の「薬」になります。

あわせて、胃腸を冷やしすぎないように、からだを温める薬味を添えるとバランスがとれます。しょうがやしそ、にら、にんにく、梅干しなどは、暑さで低下した食欲を増進し、消化を促進する働きもあります。また、殺菌・防腐作用も高いので、真夏や梅雨時季の食中毒の予防にも役立って一石三鳥です。

夏におすすめの食材

こんなトラブルが出たときに

- 食欲がない、食が細い
- 熱がこもってほてる
- おなかの調子が悪い
- 鼻風邪をひきやすい
- 冷たいものばかりほしがる
- 夏バテ気味
- 嘔吐や下痢

脾・胃を補う甘味のもの

豆類（黒豆、小豆、大豆、枝豆など）
雑穀類（大麦、はと麦、黒米、きびなど）
とうもろこし、にんじん、山いも、甘酒

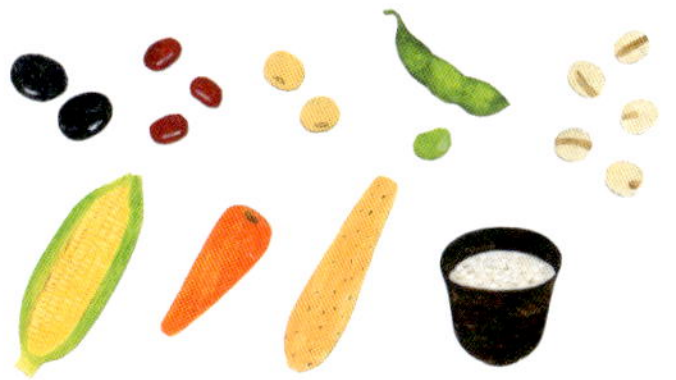

利尿作用のあるもの

豆類（黒豆、小豆、大豆、枝豆など）
雑穀類（大麦、はと麦、黒米、きびなど）
とうもろこし

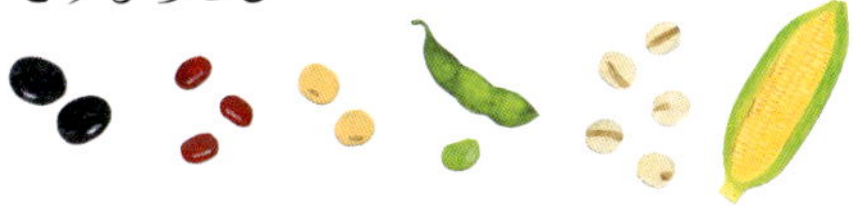

胃腸を冷やしすぎない薬味

しそ、にら、梅干し、玉ねぎ、しょうが、にんにく

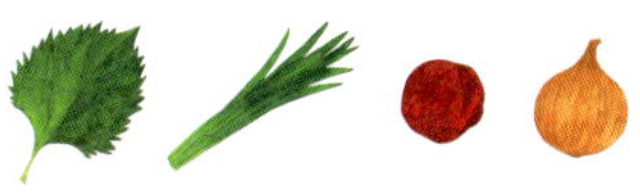

からだの熱を冷ますもの

瓜類（きゅうり、冬瓜、すいかなど）
なす、オクラ、ゴーヤ、
モロヘイヤ、トマト、葛、豆腐

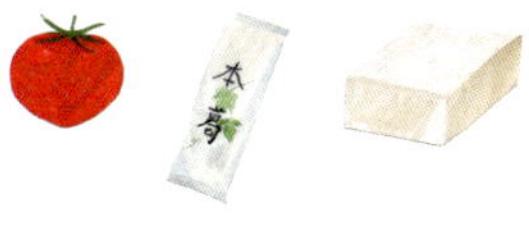

夏の薬膳

鼻風邪・下痢を起こしやすい子に

雨が降る前になると頭が痛くなったり、梅雨時期になると鼻風邪をひいたり、肌がじゅくじゅくしたり。これらは体内に入り込んだ湿気が原因。ふだんから生野菜や果物を食べすぎていたり、冷たい飲みものを飲みすぎていたり、水分をからだに引き止める作用のある砂糖を摂りすぎていたりすると、過剰な「湿」がどんどん体内にたまってしまいます。

余分な水分は、冷えや消化不良、食欲不振、下痢、頭痛など、さまざまな症状の一因となります。湿気が多くなってきたら、窓を開け放って風を通したり、除湿器を使うように、からだの中も同じく除湿対策をしてあげましょう。いくら「湿」が入り込んでも、水はけのよいからだなら、余分な水をどんどんさばくことができます。

いんげん、枝豆、きゅうり、冬瓜など、梅雨から夏にかけて旬を迎える野菜には、からだを除湿する効果のあるものがたくさんあります。本当に自然界はうまくできていますね。なかでも代表的なのは、とうもろこし。缶詰のものは年中手に入りますが、ぜひ生のとうもろこしでスープをつくってみてください。ひげや芯の部分も一緒に煮込めば、甘味や旨味がさらに増すうえ、水をさばく力も高まります。とうもろこしのひげは、利尿作用の高い漢方薬でもあるのです。本来とうもろこしはあまり消化がよくないのですが、ミキサーにかけてスープにすれば、ちいさな子どもでも消化しやすくなります。

鼻たれも泣き虫も、ゆるいうんちも、余分な水を出そうとする子どもたちの自然な反応です。薬で無理に止めたりしないで、除湿作用のある食べものを利用しましょう。水分の摂取をできるだけ控えて、からだを温めながら余分な水を出す食材を摂ることで、しだいに改善が期待できます。

[おすすめ食材]

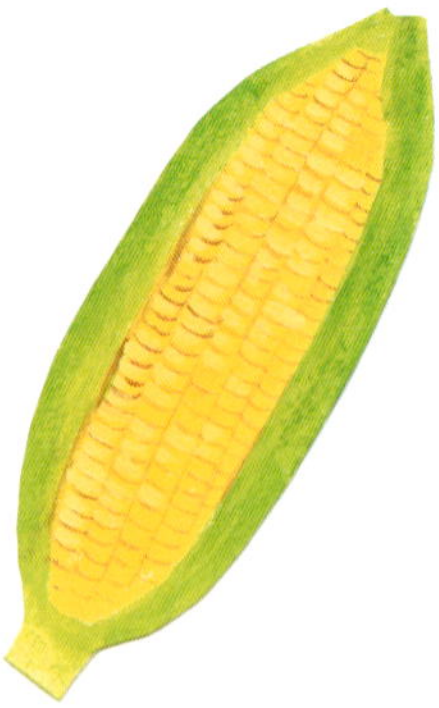

とうもろこし

甘味・平性

尿の出をよくして、余分な水分の排泄を促す。胃の働きを整える。

乳製品なしの和風コーンスープ

材料（親子3人分）

- ・玉ねぎ…$\frac{1}{2}$個
- ・ごま油…大さじ1
- ・とうもろこし…実のみで150g（大きめのもの$\frac{1}{2}$本程度）
- ・塩…小さじ1
- ・だし汁…1と$\frac{1}{2}$カップ
- ・豆乳…70㎖

つくり方

1 玉ねぎは繊維にそって薄くスライスする。

2 鍋にごま油をひく。玉ねぎを入れて弱めの中火にかけ、透き通るまで炒める。

3 とうもろこしと塩を加えてさらに炒め、蓋をして2～3分蒸し煮にする。

4 だし汁を加え、沸騰したら弱火にして10分ほど煮る。

5 ミキサーに移して豆乳を加え、なめらかになるまで撹拌する。

6 食べる直前に温め直しても、冷やしていただいてもよい。

*とうもろこしのひげや芯の部分も加えて一緒に煮て、ミキサーに移す前に取り出す。ひげはお茶パックなどに入れておくと取り出しやすい。

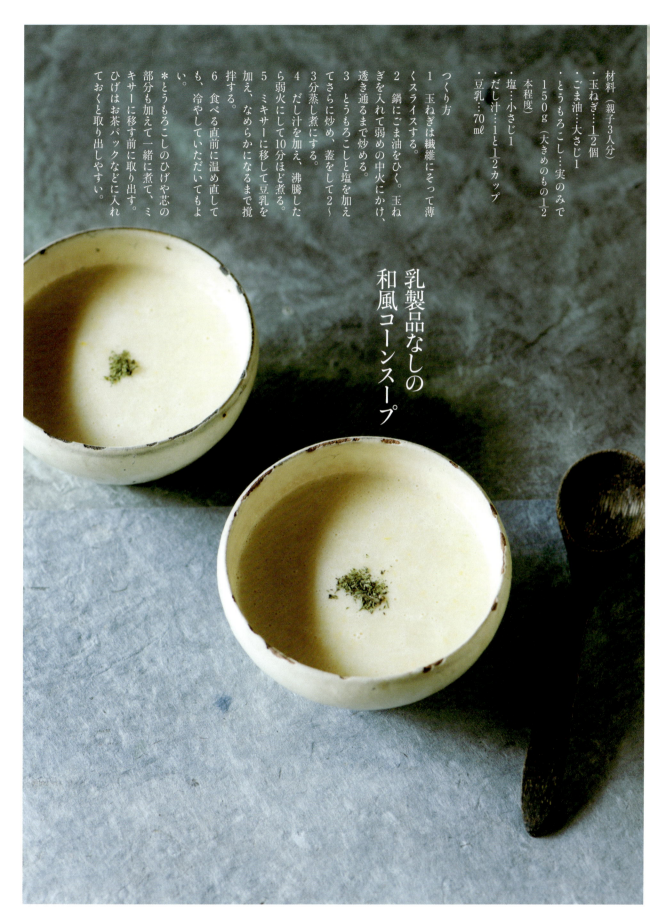

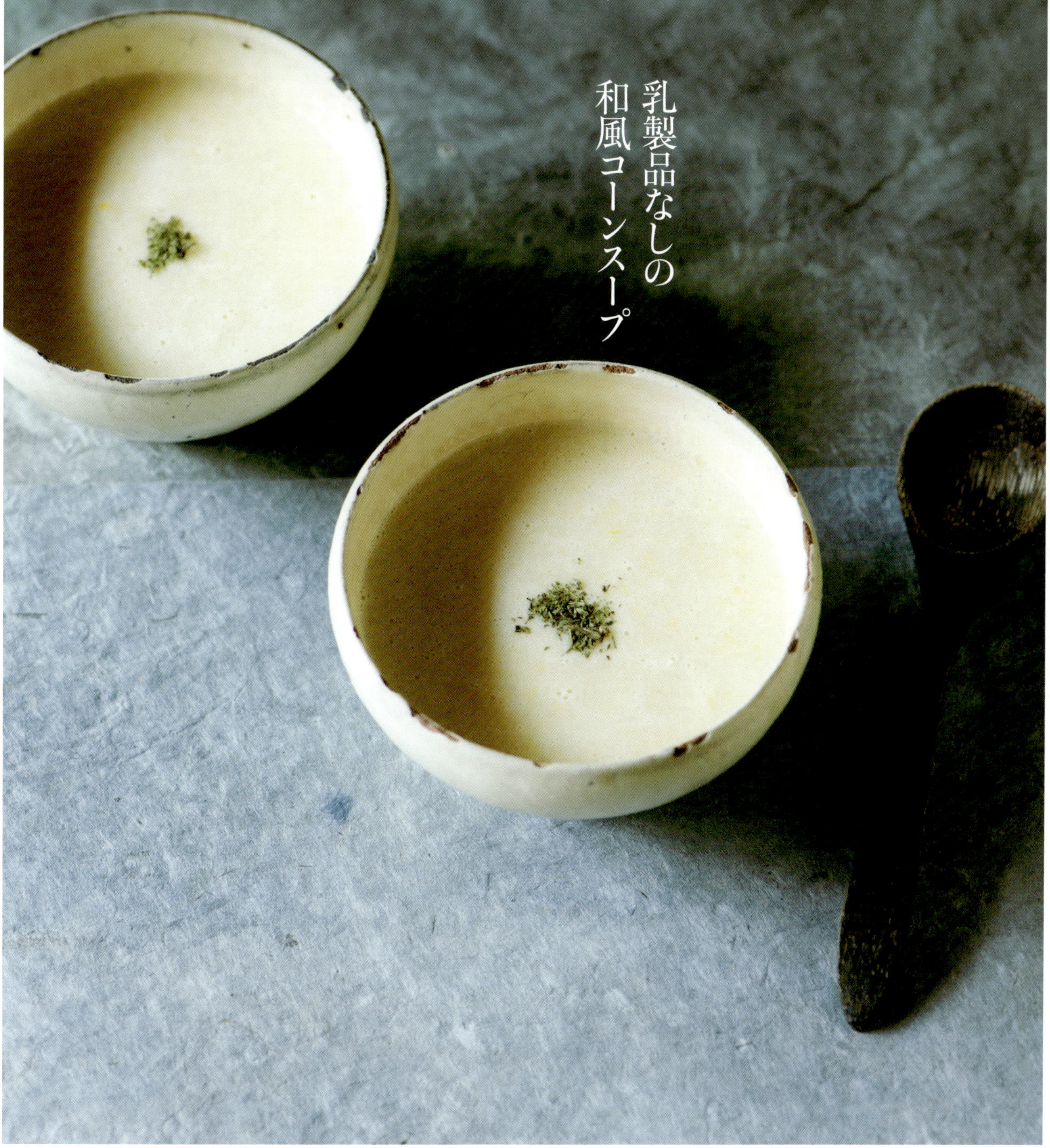

菌が繁殖しやすい梅雨から夏は、食べものの扱いにも神経質になるもの。でも、菌を退治するのではなく、食べもので悪い菌の働きを抑えて、じょうずに共生していくことを考えたいですね。

防腐や殺菌効果のある食材の代表は梅干しです。梅干しは0－157も死滅させるほどの強い殺菌力をもっていると言われます。お弁当に梅干しを入れるのもそのため。ちいさな子どもでも細かくたたいてごはんに混ぜたり、おかかと和えたりすれば食べやすいのではないでしょうか。

ほかには辛味のあるしょうがやねぎ、大根やにら、しそなどにも殺菌防腐作用があります。腸内で腐敗しやすいたんぱく質を摂るときには、こうした食材が欠かせません。

なかでも、にらをふんだんに使った「にらたっぷり豆腐焼き」は、辛いものを敬遠している子にもおすすめ。卵の代わりに豆腐を使った厚焼き卵風のもので、にら以外の具は好きなものを入れて結構です。

おなかの調子が悪いときに

にらは便秘にも下痢にも改善効果が期待できる食材で、腸の働きを整えて、免疫力を発揮するのに役立ちます。おなかの調子の悪い子は、ふだんから、にらをお粥やスープに入れて、食べる常備薬として利用するといいですよ。こういうものを食べていれば、多少悪さをする菌が侵入してもへっちゃらです。

とかく何でも抗菌、消毒が主流になっていますが、そもそも菌は人間にとってなくてはならない存在。からだの中にも菌がたくさんいるほうが免疫の働きを活性化します。だからわがやは「菌様」をよろこんで取り入れる主義。外から帰っても息子に手洗いを強要したことはないし、少しぐらい砂のついた手で食べるのも容認しています（笑）。

［おすすめ食材］

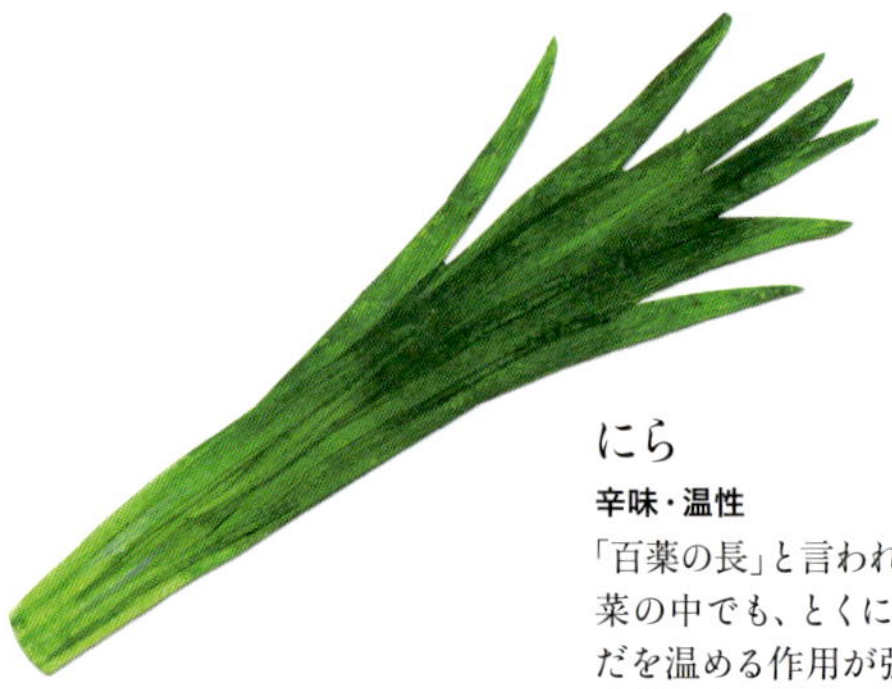

にら

辛味・温性

「百薬の長」と言われ、野菜の中でも、とくにからだを温める作用が強い。食物繊維が大腸の働きを活性化し、便秘を解消する。

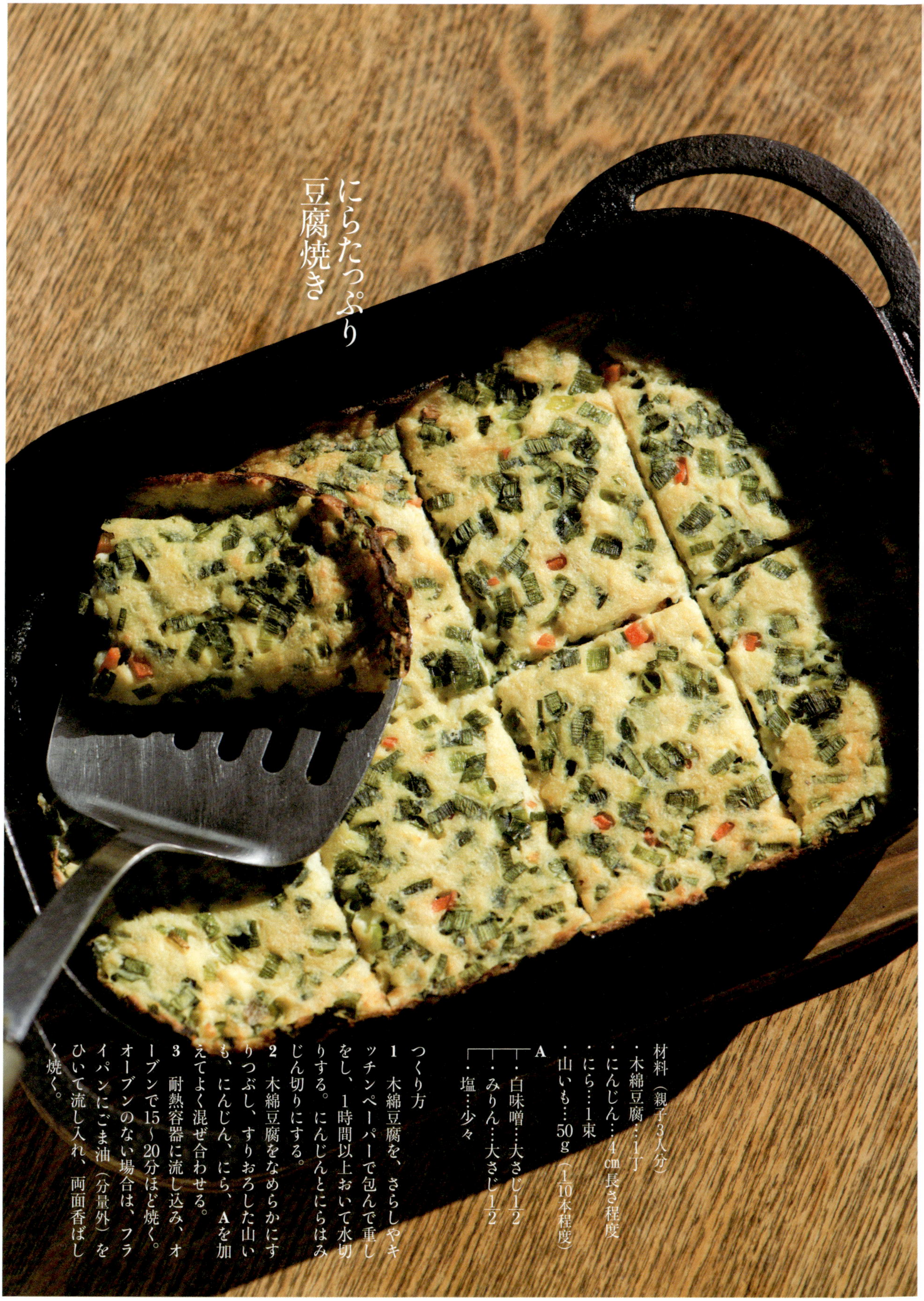

にらたっぷり豆腐焼き

材料（親子3人分）
- 木綿豆腐…1丁
- にんじん…4cm長さ程度
- にら…1束
- 山いも…50g（1/10本程度）

A
- 白味噌…大さじ1/2
- みりん…大さじ1/2
- 塩…少々

つくり方

1 木綿豆腐を、さらしやキッチンペーパーで包んで重しをし、1時間以上おいて水切りする。にんじんとにらはみじん切りにする。

2 木綿豆腐をなめらかにすりつぶし、すりおろした山いも、にんじん、にら、**A**を加えてよく混ぜ合わせる。

3 耐熱容器に流し込み、オーブンで15～20分ほど焼く。オーブンのない場合は、フライパンにごま油（分量外）をひいて流し入れ、両面香ばしく焼く。

食欲のないときに

子どもは体温が高く、汗かきだから、とかく冷たいものや水分をほしがるものです。でも、胃は湿気や冷えが大きらい。胃の温度は37~38℃ぐらいですから、氷の入った水や冷蔵庫から出したばかりのジュース、アイスクリームなどの、冷たいものや水分の多いものを頻繁に口にしていると、胃の温度が下がって働きが悪くなり、消化不良や食欲不振、下痢などを起こしやすくなります。

そもそも日本人は脾や胃の働きが弱いのに、冷たいものや水分を摂りすぎると、さらに「脾・胃」を痛めつけることに。水分で胃液が薄まるため、これも消化力が落ちる一因です。大人でも夏になると食欲が落ちたり、消化不良になったりしますが、胃腸の未熟な子どもはなおさらのこと。冷たいものや水分の摂りすぎによる消化力の低下こそ夏バテの原因なのです。

暑さを吹き飛ばそうと、ついシャキッと冷たいものを選びがちですが、夏を元気に過ごすためにも、脾・胃を補うほっこり甘いものを摂りましょう。おすすめは、かぼちゃや山いも、にんじん、米や雑穀、豆類など。

「雑穀と豆のほんのり甘いお粥」は、はと麦や黒豆、小豆など、脾・胃の滋養となり、余分な水分を出してくれるものをいろいろ入れて、ことこと炊き込んだもの。食欲のない朝もするっと入り、じんわり胃腸にしみわたる感じがします。豆や雑穀の甘味や干しぶどうのほんのりとした甘酸っぱさが後を引きますよ。はちみつなどの甘味を加えれば、おやつにもぴったりです。とはいえ食べすぎも脾・胃が疲れて働きが悪くなるので、腹八分目をこころがけてくださいね。

［おすすめ食材］

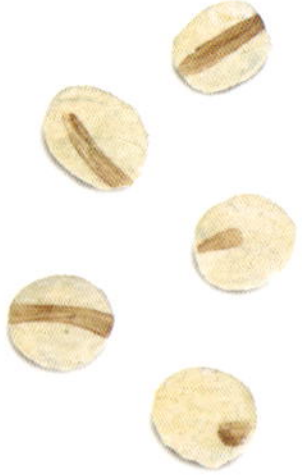

はと麦

甘味・涼性

利尿作用が高く、水分代謝を促す。毒素を排泄する排毒作用や、新陳代謝の促進も。

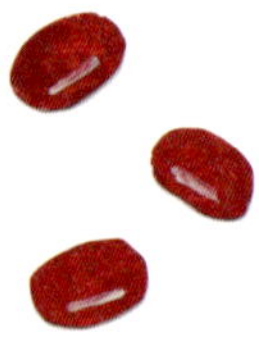

小豆

甘味・平味

胃腸を整え、体内の余分な水分を排泄する作用も高い。赤い色が邪気を払うとも。

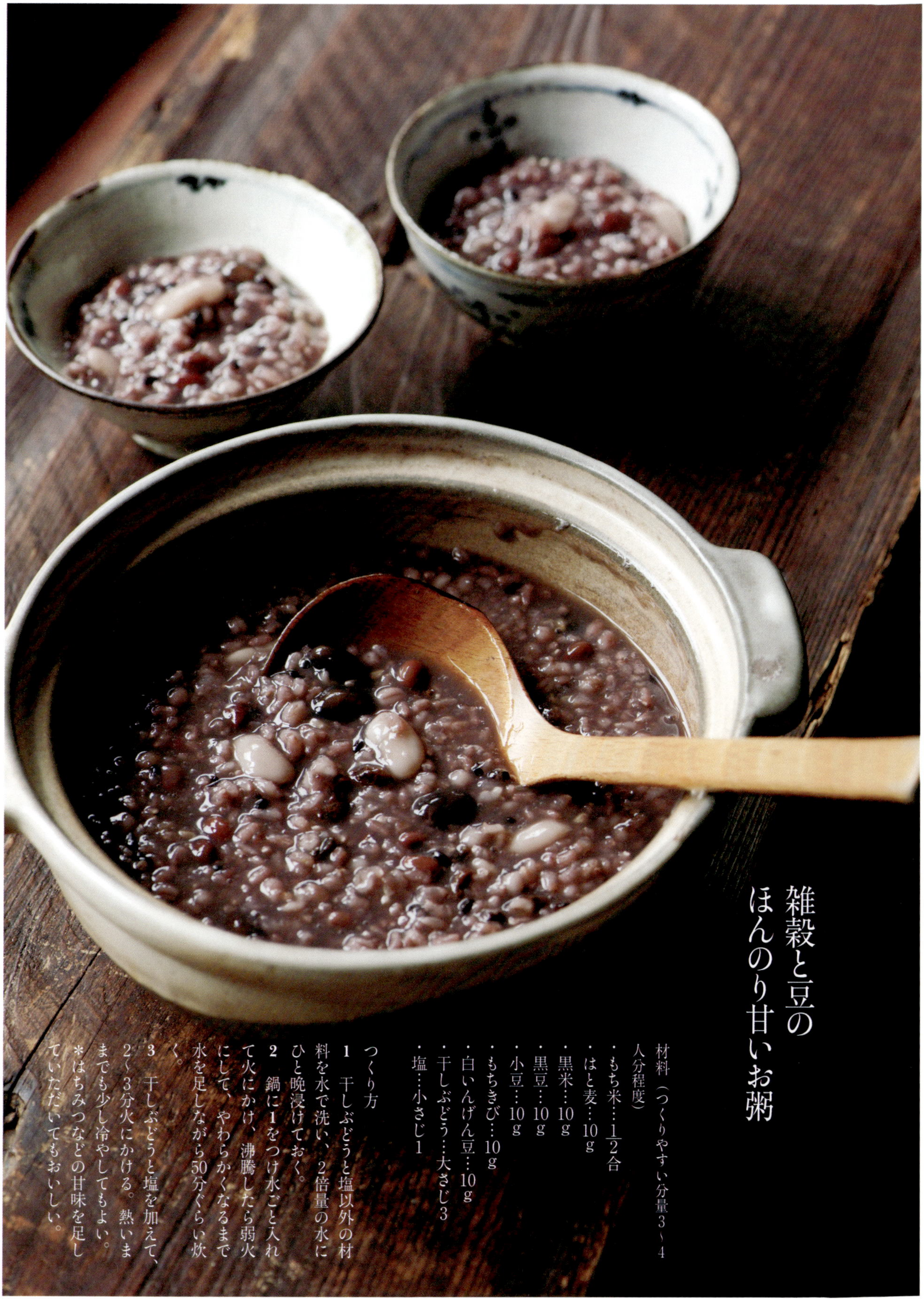

雑穀と豆のほんのり甘いお粥

材料（つくりやすい分量3〜4人分程度）
・もち米…1/2合
・はと麦…10g
・黒米…10g
・黒豆…10g
・小豆…10g
・もちきび…10g
・白いんげん豆…10g
・干しぶどう…大さじ3
・塩…小さじ1

つくり方

1 干しぶどうと塩以外の材料を水で洗い、2倍量の水にひと晩浸けておく。

2 鍋に**1**をつけ水ごと入れて火にかけ、沸騰したら弱火にして、やわらかくなるまで水を足しながら50分ぐらい炊く。

3 干しぶどうと塩を加えて、2〜3分火にかける。熱いままでも少し冷やしてもよい。

＊はちみつなどの甘味を足していただいてもおいしい。

嘔吐や下痢のときに

子どもが突然、吐いたり下痢をしたりすると不安になりますが、いずれもからだの正しい防御反応です。暑くなってくると、アイスクリームや冷たいジュースなどを摂る量が増える一方、それを消化吸収する働きが落ちるため、余分な水分がだぶつきがちに。そのため、からだはこのあふれる水をなんとか外に出そうとするのです。

また、細菌やウイルスの感染による嘔吐や下痢の場合も。これも病原菌を排出するために必要な症状。治療法も、病原菌が外に出て行くまで待つしかありません。怖がったり、できるだけ薬で止めたりしないで、余分な水もウイルスも、とにかく出し切るのがいちばんです。

嘔吐が落ち着くまでは何も口にはできないと思いますが、症状が一段落したら、おすすめしたいのが黒豆のスープです。黒豆は消化吸収を促したり、余分な水分の排泄を促進する働きがあります。同時に、解毒作用も高いので、細菌やウイルスの排出にも役立ちます。

黒豆は、から炒りして皮を破ることがポイントで、ひと晩水に浸さなくてもすぐに使うことができます。黒豆の滋味深い甘味がじんわりとからだにしみわたって、胃腸を整えてくれますよ。仕上げに、たたいた梅干しをのせることで、殺菌作用もプラスします。吐き気があって、豆自体を飲み込むことができなければ、黒豆を煮た汁だけ飲んでも効果が期待できます。

そのほか、ねぎやかぶ、にら、にんじん、れんこんなども下痢・嘔吐を抑える働きがあります。これらをお粥やスープのように、できるだけ消化に負担のかからないかたちで調理します。あとは脱水症状を起こさないよう、こまめに水分を摂りながら、そばで看ていてあげるだけで、子どもは充分安心すると思います。

[おすすめ食材]

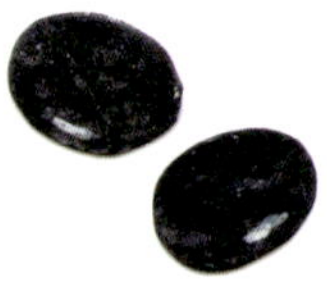

黒豆

甘味・平性

「脾・胃」の働きを助け、腎機能を強化して、余分な水分の排出を促進する。解毒作用も。

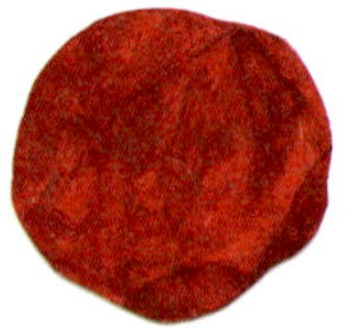

梅干し

酸味・温性

殺菌・抗菌作用で食中毒を防ぐ。老廃物や毒素を排泄し、胃の調子を整える働きも。

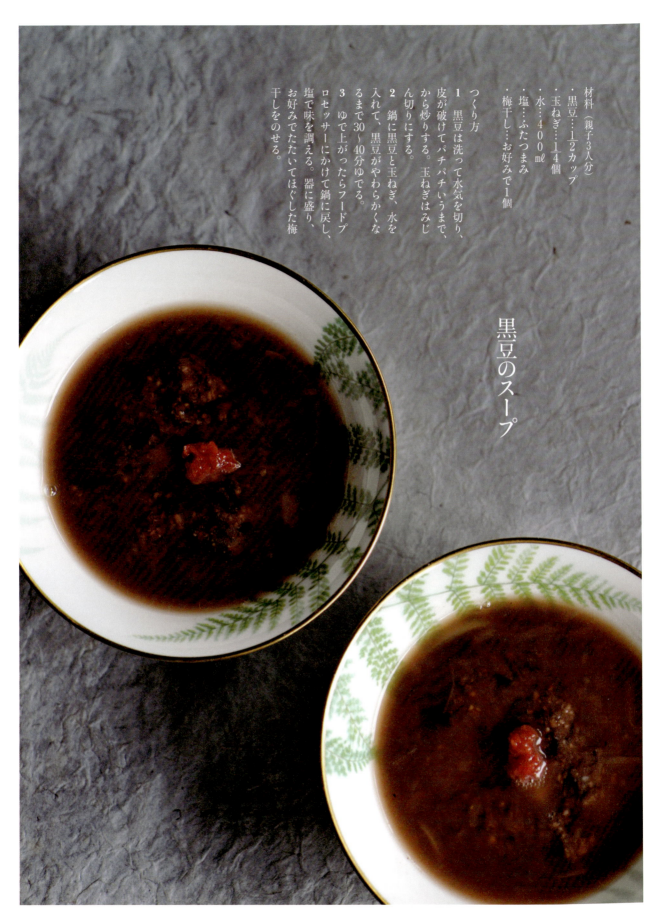

黒豆のスープ

材料（親子3人分）
- 黒豆…1/2カップ
- 玉ねぎ…1/4個
- 水…400㎖
- 塩…ふたつまみ
- 梅干し…お好みで1個

つくり方

1 黒豆は洗って水気を切り、皮が破けてパチパチいうまで、から炒りする。玉ねぎはみじん切りにする。

2 鍋に黒豆と玉ねぎ、水を入れて、黒豆がやわらかくなるまで30～40分ゆでる。

3 ゆで上がったらフードプロセッサーにかけて鍋に戻し、塩で味を調える。器に盛り、お好みでたたいてほぐした梅干しをのせる。

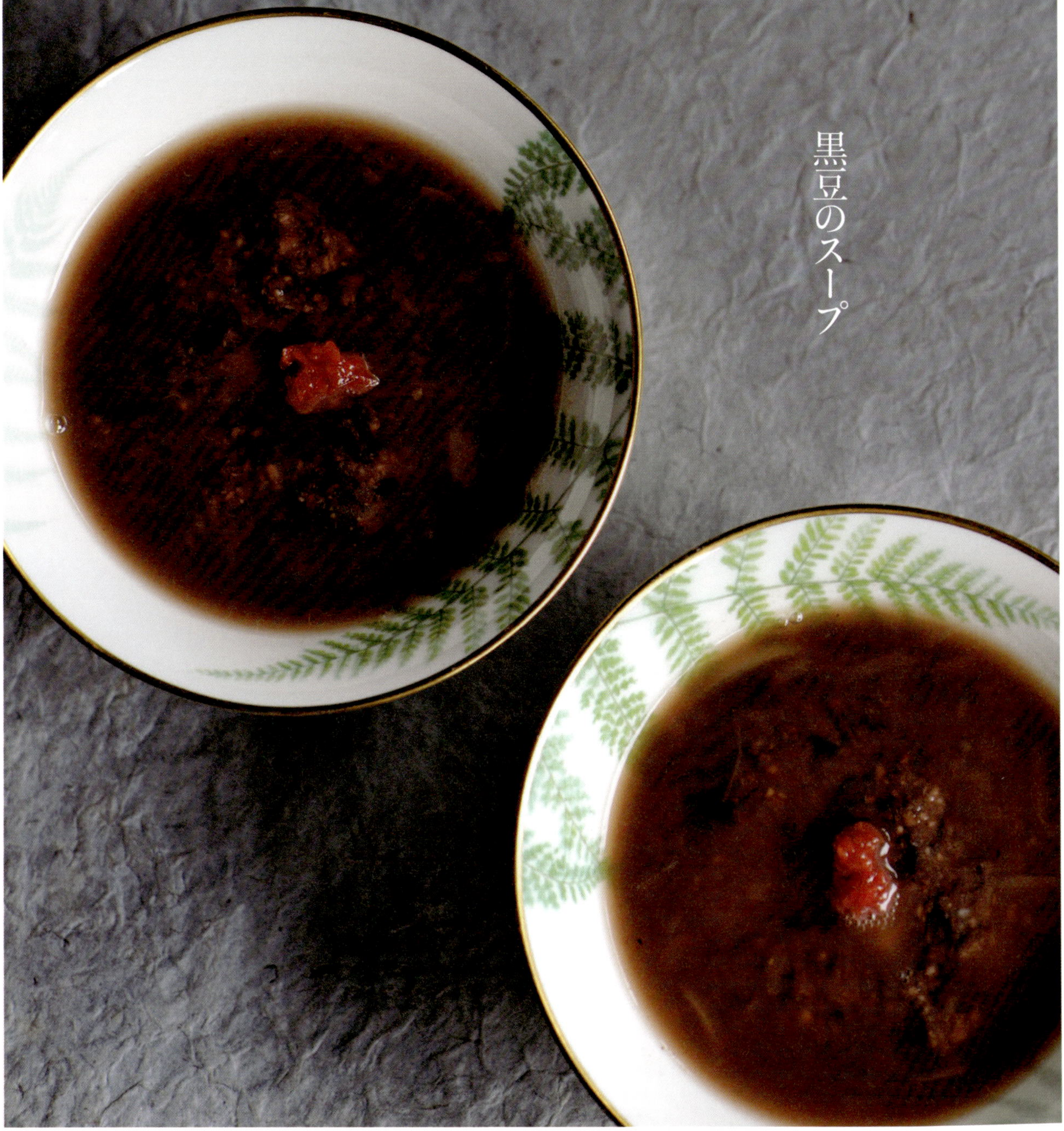

夏バテ気味の子に

汗っかきで体温の高い子どもたち。暑い夏はクーラーのきいた部屋を好んだり、冷たい飲みものをたくさんほしがると思います。でも、夏こそ冷えに注意です。冷えの影響をもっとも受けるのは「脾・胃」です。とくに冷たい飲みものは、胃の温度を一気に下げてしまい、元の温度に戻るまでに数時間かかると言われます。その間、消化活動はほとんど休止状態に。そのため消化不良、食欲不振、下痢、嘔吐などの症状が表れるのです。食べられないと疲れやすくなったり、だるさが抜けなかったり、朝起きられなかったりと、いわゆる夏バテの症状も招きます。

暑い夏こそ、冷たいものばかりでなく、からだを温める食材も組み合わせて摂りましょう。おすすめは夏が旬のしそ。しそはからだの中でもとくに胃腸を温めて、冷えを吹き飛ばす働きがあるとされます。解毒作用もあるので食あたり防止にも役立ちます。

ちいさな子どもには生のままだと、食べにくい食材でしょうが、しょう油とごま油に漬け込んだものを、ごはんに混ぜ込んだり、おにぎりを包んだりすると断然食べやすくなります。そのほか、にら、ねぎ、しょうがなどもからだを温める効果の期待できる食材です。こういうものを少しずつでいいので意識して取り入れるといいでしょう。同時に、水分補給は常温のものをこころがけましょう。常温の飲みものでも充分からだを冷やすことはできますから。

夏はエアコンのきいた快適な部屋で過ごすよりも、汗をたっぷりかいて体温をコントロールするのが自然なこと。汗腺の数は、3歳頃までにほぼ決まると言われます。その頃までにいっぱい汗をかいて、汗腺を発達させたり、自律神経の働きを整えることで、夏の冷えとも無縁で過ごせるのではないでしょうか。

［おすすめ食材］

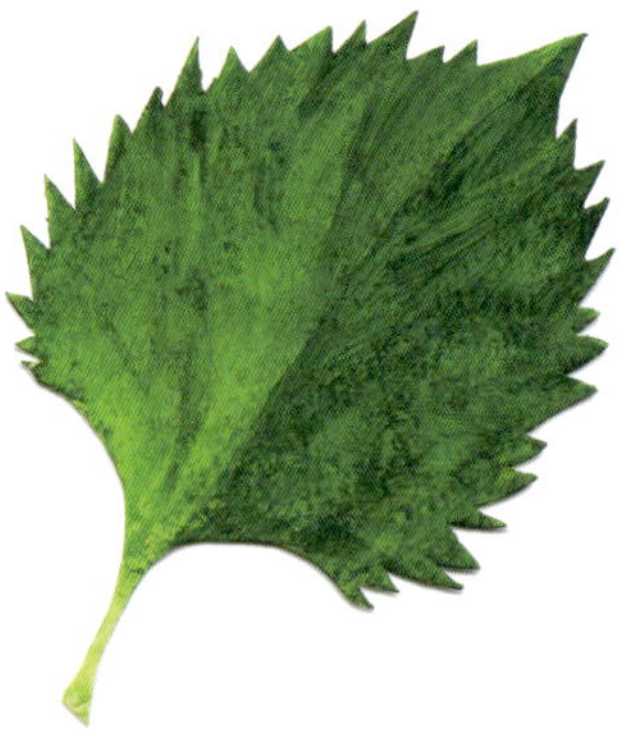

しそ

辛味・温性

からだを温め、冷えを取り除く。胃液の分泌を促進して食欲を高める。殺菌・解毒・防腐作用にもすぐれる。

しその葉の
しょう油漬けむすび

材料（つくりやすい分量）

・しその葉…10枚
・しょう油…大さじ1と$\frac{1}{2}$
・ごま油…小さじ$\frac{1}{4}$
・黒米入りごはん…2合分
（分づき米1合に黒米大さじ1の割合）

つくり方

1　しその葉は洗って水気を拭き取り、密閉容器に入れ、しょう油とごま油を加えて半日以上漬け込む。

2　黒米入りのごはんでおむすびをつくり、**1**のしその葉の汁気を切って包む。細かく刻んで、ごはんに混ぜ込んでから握ってもよい。

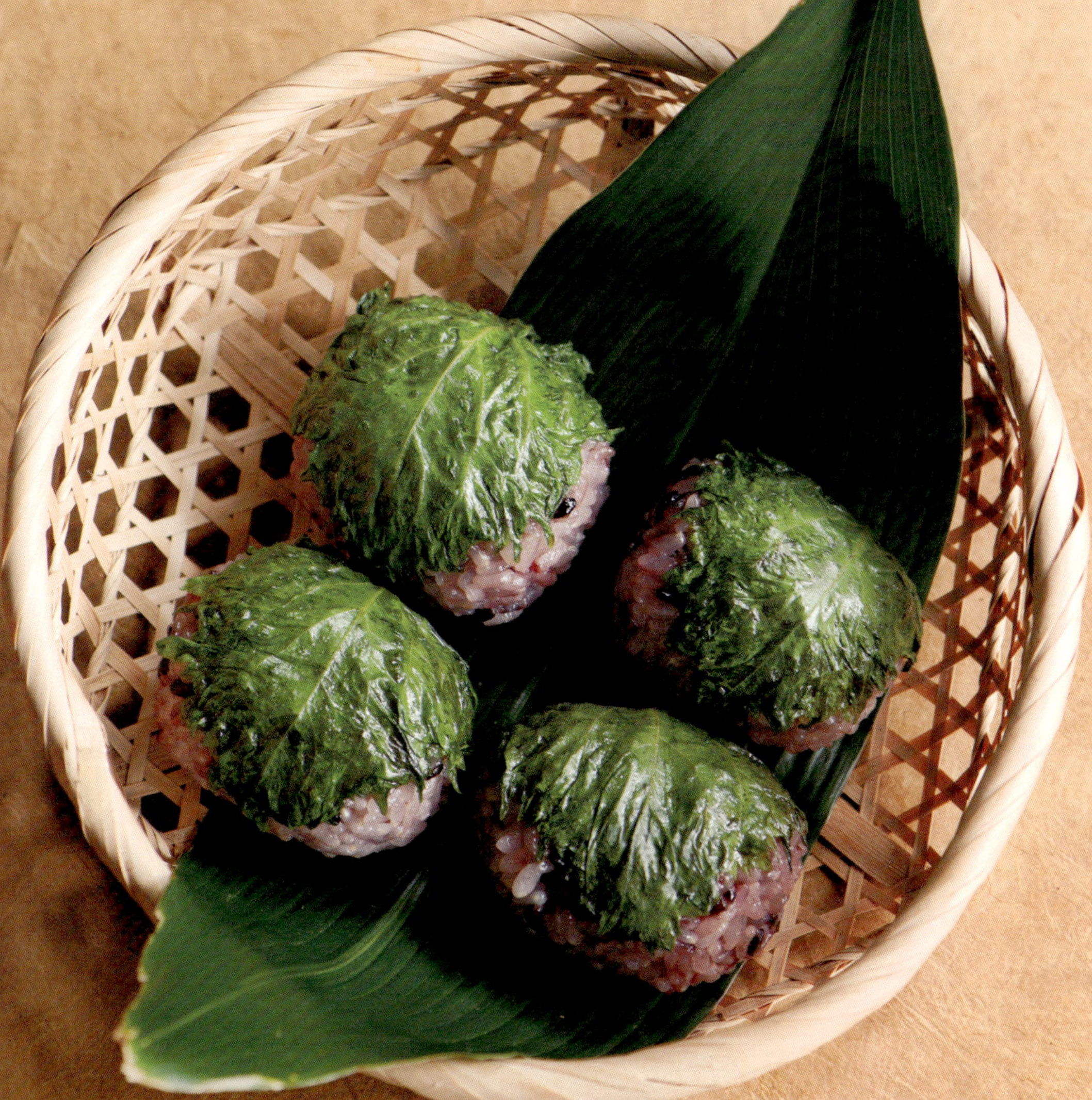

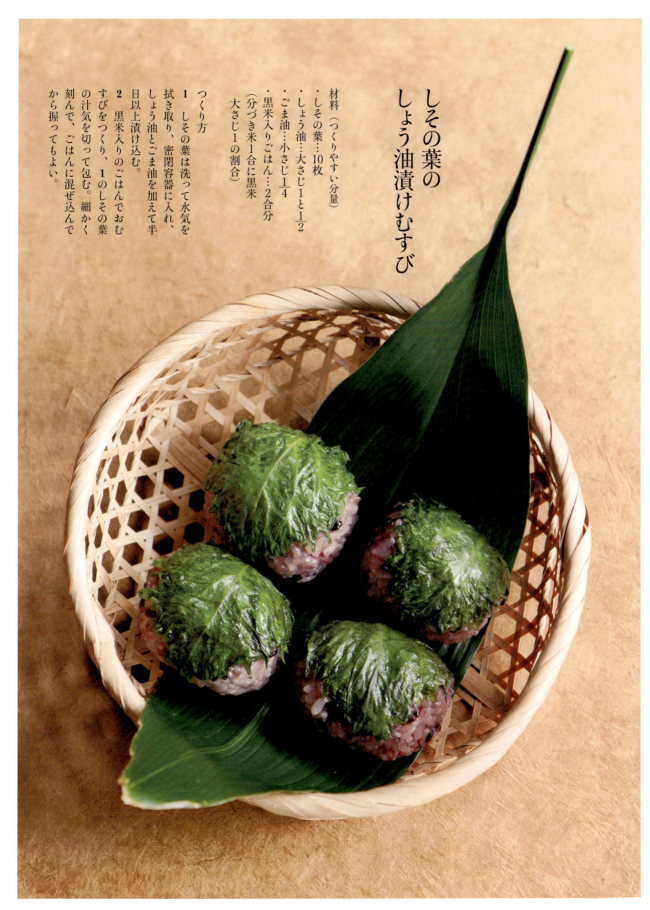

食の細い子に

「子どもがあまり食べない」「食が細くて困っている」というご相談をよく受けます。母乳やミルクを飲んでいる頃は、食べなくてもあまり気にしなくていいでしょうが、離乳後は、食べないワケがちゃんとあると思います。理由は簡単。食べものを消化吸収する「脾・胃」が「疲れたよー」と言っているのです。

　脾・胃はとっても働き者。寝起きから夕食まで、間食をはさみながら、ずっと食べものを消化し続けています。夜、寝る直前にごはんを食べれば、就寝中に消化することになり、ほぼ24時間働きづめに。これだけ働けば、胃腸の未熟な子どもには、かなりの負担になるでしょう。

　とくに食の細い子は、もともと脾・胃が弱いと考えられます。食べないのは消化能力が追いつかないためで、次々と食べものが入ってくることが受け入れられず、だからおなかが空かないのです。心配するどころか、むしろとても自然な反応で、消化できないのに無理して食べさせるほうが負担になります。夏の終わりはさらに食欲が落ちると思いますが、少量ずつ、消化のよいものをゆっくり食べさせるようにしてみてください。

　おすすめしたいのは、いんげん、枝豆などの豆類や、山いも、じゃがいもなどのいも類、かぼちゃ、にんじんなどの脾・胃の働きを高める食材。これらをやわらかく煮たり、つぶしたり、発酵食品と組み合わせたりして、消化しやすいかたちで取り入れましょう。

　「枝豆豆腐」は、枝豆をミキサーですりつぶし、葛粉とともに練って豆腐にしたものです。薄皮も消化しやすく、消化力の落ちる夏でも、つるんと食べやすいと思います。脾・胃のためにも冷やしすぎずに常温でいただきましょうね。脾・胃の弱い子も成長とともに食べられるようになりますので、心配しすぎないように。

［おすすめ食材］

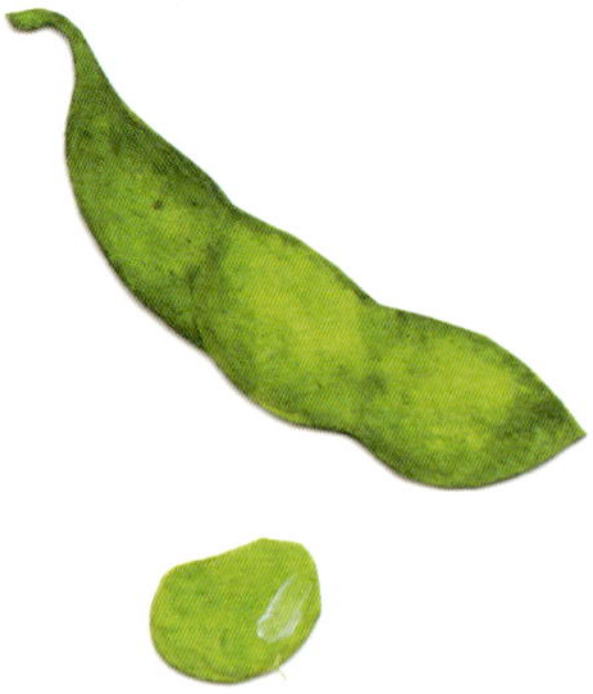

枝豆

甘味・平性

胃の働きを高めて、消化を促す。エネルギーをつくり出し、夏バテ防止や疲労回復に役立つ。

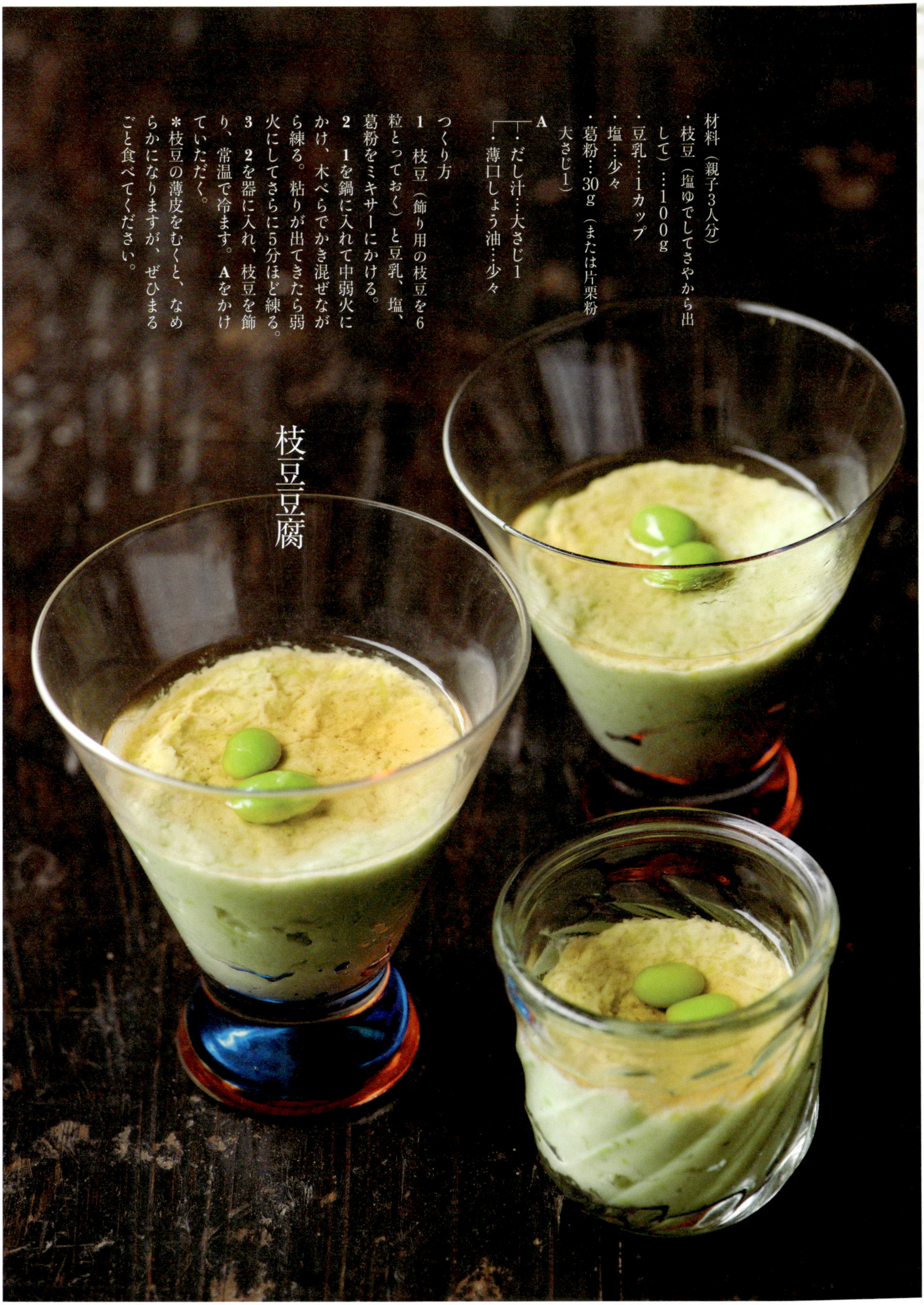

枝豆豆腐

材料（親子3人分）

・枝豆（塩ゆでしてさやから出して）…100g
・豆乳…1カップ
・塩…少々
・葛粉…30g（または片栗粉大さじ1）

A
・だし汁…大さじ1
・薄口しょう油…少々

つくり方

1 枝豆（飾り用の枝豆を6粒とっておく）と豆乳、塩、葛粉をミキサーにかける。

2 1を鍋に入れて中弱火にかけ、木べらでかき混ぜながら練る。粘りが出てきたら弱火にしてさらに5分ほど練る。

3 2を器に入れ、枝豆を飾り、常温で冷ます。Aをかけていただく。

＊枝豆の薄皮をむくと、なめらかになりますが、ぜひまるごと食べてください。

夏のおやつ

暑い夏こそ、
冷たいものの摂りすぎに注意。
食べものでからだの熱を自然に冷ましましょう。

夏はやっぱりからだの熱をクールダウンするものを摂りたくなるもの。とくに子どもたちの活動量はすさまじいので、夏は頭の上から湯気が出ているかのよう。熱がからだの内側にこもらないように、せっせと汗をかいて体熱を発散させなければなりません。おやつにも氷の入った冷たいジュースやフルーツ、アイスクリームをほしがるのも当然かもしれません。

でも、わたしたちのからだの内臓温度は38℃前後。そこに冷蔵庫で冷やされた5℃以下のジュースやアイスが入ってきたら、胃はびっくり。急激に冷やされて、血液の流れが悪くなり、消化吸収能力が低下します。そうして消化不良や胃もたれ、下痢などを起こすのです。

食材のなかには、からだの熱を冷ます性質をもったものがたくさんあります。たとえば、トマトや瓜類。こういうものをおやつにも取り入れれば、胃腸を驚かせることなくからだの熱を冷ましてくれます。葛も冷やす性質ですから、夏のおやつには葛きりや葛餅、葛プリンなど葛粉を使ったものをつくるのもいいですね。葛は冷蔵庫に入れると食感が悪くなるので、常温でいただくのもいい習慣だと思います。

どうしても冷たいものが食べたいときは、組み合わせる食材を考えます。砂糖をアイスなどの氷菓子に使うと、余計にからだを冷やしてしまいますが、からだを温める発酵食品の甘酒を利用してシャーベットにすれば、作用は穏やかになります。枝豆やとうもろこしなど、からだを冷やさない食材を加えれば、野菜の栄養価も加わって、なおよしです。

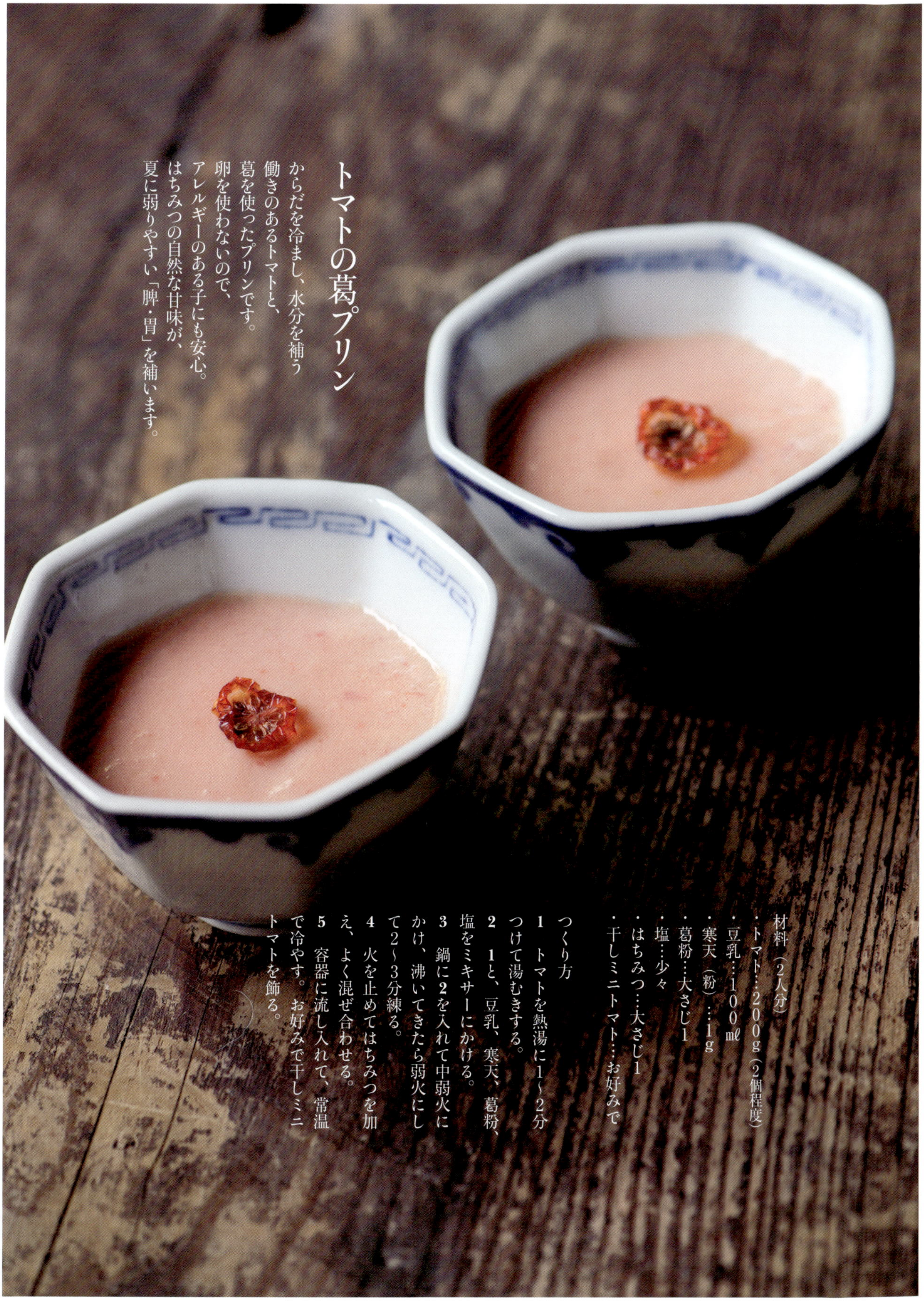

トマトの葛プリン

からだを冷まし、水分を補う
働きのあるトマトと、
葛を使ったプリンです。
卵を使わないので、
アレルギーのある子にも安心。
はちみつの自然な甘味が、
夏に弱りやすい「脾・胃」を補います。

材料（2人分）

・トマト…200g（2個程度）
・豆乳…100㎖
・寒天（粉）…1g
・葛粉…大さじ1
・塩…少々
・はちみつ…大さじ1
・干しミニトマト…お好みで

つくり方

1 トマトを熱湯に1～2分つけて湯むきする。

2 1と、豆乳、寒天、葛粉、塩をミキサーにかける。

3 鍋に**2**を入れて中弱火にかけ、沸いてきたら弱火にして2～3分練る。

4 火を止めてはちみつを加え、よく混ぜ合わせる。

5 容器に流し入れて、常温で冷やす。お好みで干しミニトマトを飾る。

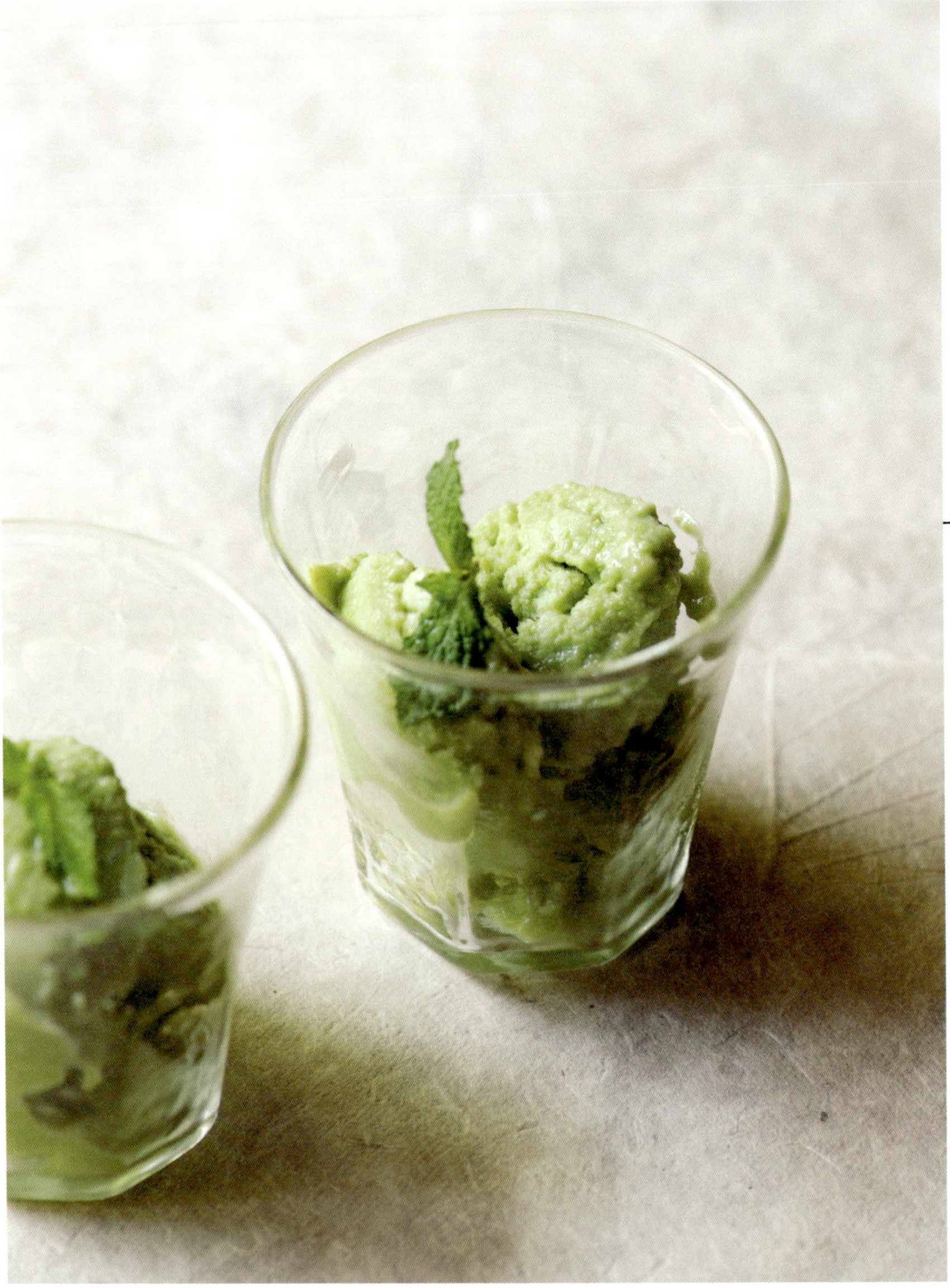

枝豆甘酒シャーベット

枝豆は、水のめぐりをよくしたり、「脾・胃」の働きを整えてくれる夏バテ気味のときにおすすめの食材です。甘酒で甘味をつけたシャーベットならば、からだを冷やしすぎることもありません。

材料（つくりやすい分量）
・枝豆（やわらかめに塩ゆでしてさやから出して）…50g
・甘酒…100g
・レモン汁…小さじ1
・ミント…お好みで適量

つくり方
1 枝豆は薄皮をむく。
2 **1**と甘酒とレモン汁をミキサーにかける。
3 バットに入れて冷凍庫で冷やしながら、1時間おきに2〜3回、フォークなどでかき混ぜる。器に盛り、お好みでミントを添える。

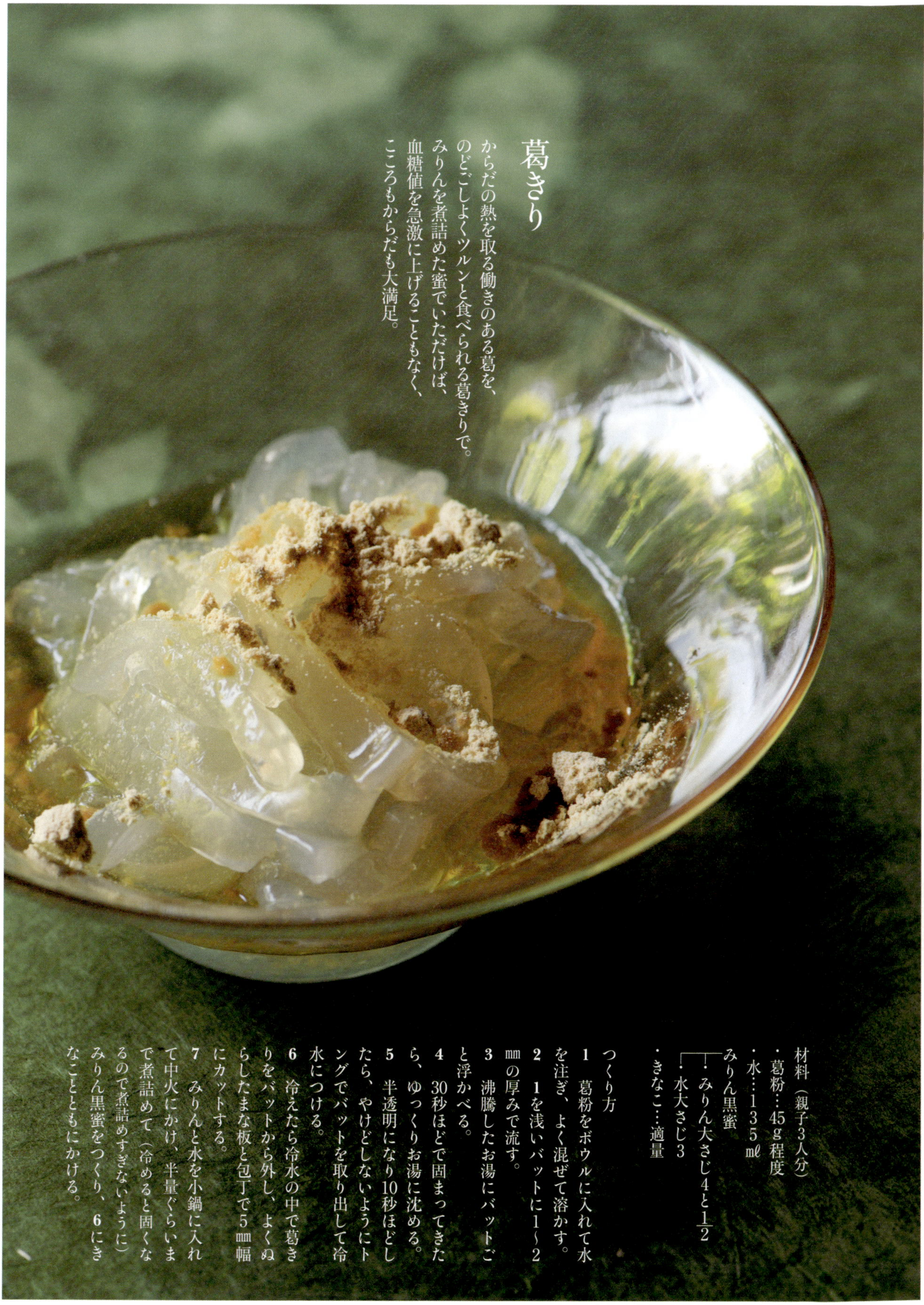

葛きり

からだの熱を取る働きのある葛を、
のどごしよくツルンと食べられる葛きりで。
みりんを煮詰めた蜜でいただけば、
血糖値を急激に上げることもなく、
こころもからだも大満足。

材料（親子3人分）
・葛粉…45g程度
・水…135㎖
みりん黒蜜
・みりん大さじ4と$\frac{1}{2}$
・水大さじ3
・きなこ…適量

つくり方

1 葛粉をボウルに入れて水を注ぎ、よく混ぜて溶かす。

2 1を浅いバットに1〜2㎜の厚みで流す。

3 沸騰したお湯にバットごと浮かべる。

4 30秒ほどで固まってきたら、ゆっくりお湯に沈める。

5 半透明になり10秒ほどしたら、やけどしないようにトングでバットを取り出して冷水につける。

6 冷えたら冷水の中で葛きりをバットから外し、よくぬらしたまな板と包丁で5㎜幅にカットする。

7 みりんと水を小鍋に入れて中火にかけ、半量ぐらいまで煮詰めて（冷めると固くなるので煮詰めすぎないように）みりん黒蜜をつくり、6にきなことともにかける。

秋のからだ

からだをうるおして感染症予防

秋になると、咳や鼻水が出たり、のどが痛くなったり、ぜんそくがひどくなったりする子が多くいます。これは、秋の「燥邪《そうじゃ》」のしわざ。燥邪とは、からだにとって必要な水分を失わせ、体内のうるおい不足を招く「邪気」です。

秋風が吹くようになると、とたんに空気が乾燥してきます。熱く乾いた空気は燥邪となって、のどや鼻、気管支や肺な

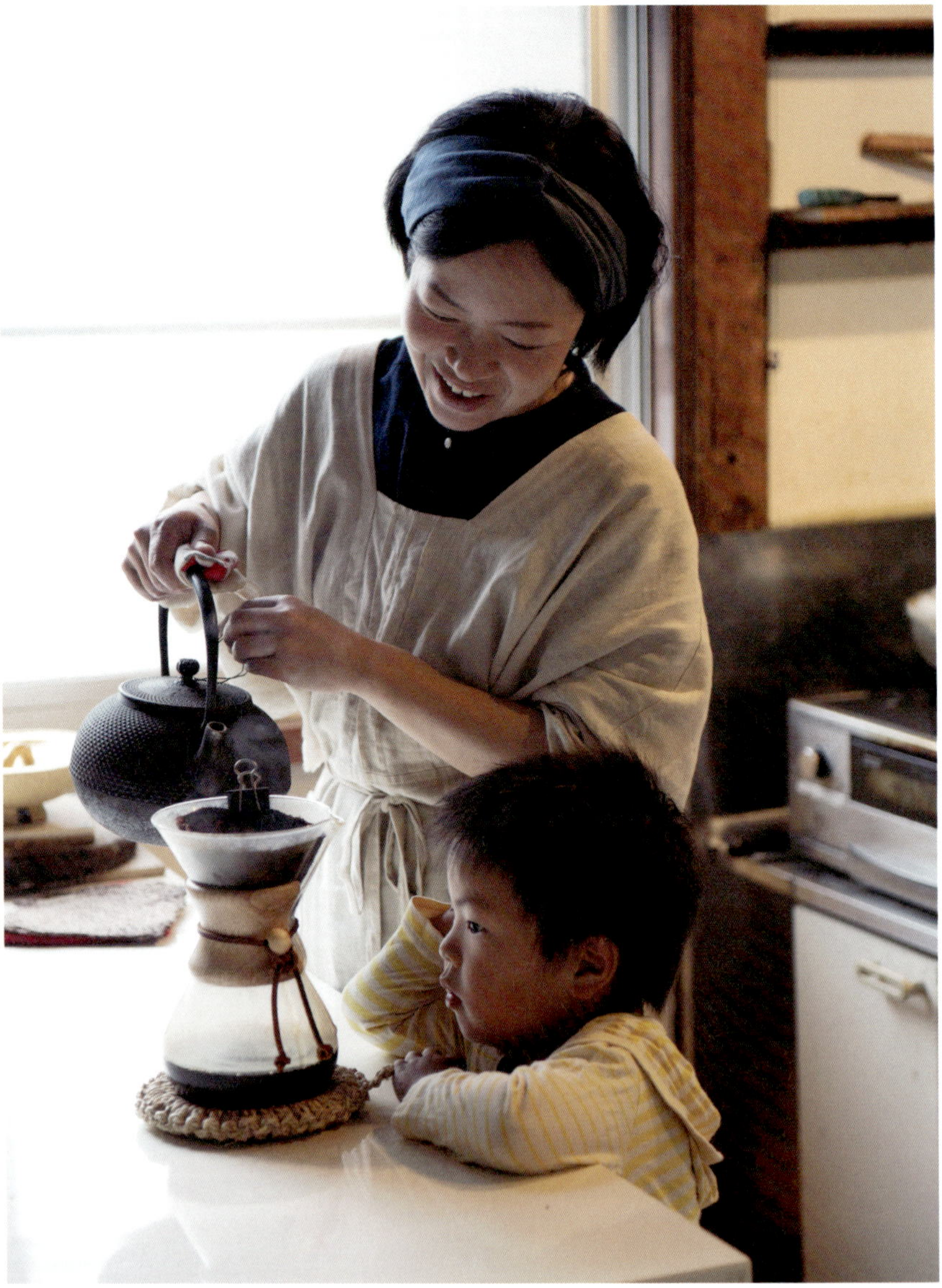

どの呼吸器と、外界と接している皮膚や、大腸に悪影響を与えます。

　そもそも肺は、「燥」をきらい「湿」を好む臓器のため、渇いた空気を吸い込むと、ダメージを受けやすくなります。その結果、粘膜が乾燥して炎症を起こし、のどが痛くなったり咳が出たりと、呼吸器系にトラブルが生じるのです。呼吸器が乾燥すると、ウイルスや細菌も繁殖しやすくなり、感染症にもかかりやすくなります。

　中医学では、肺は皮膚や大腸ともつながっていると考えるため、肺が乾燥すると皮膚も腸内も乾いて、肌が乾燥したり、便が固くなって便秘がちになったりします。皮脂が少なく、腸の働きが未熟な子どもは、なおさら影響が出やすくなります。

　秋は、こうした空気の乾燥から身を守るため、粘膜や皮膚、大腸をうるおす働きのある食材を摂るようにします。たとえば、かぶ、ぎんなん、里いも、大根、山いも、むかご、百合根、落花生、れんこん、きのこ類、栗、梨、柿などの秋に実りを迎える野菜や果実、種実類。これらは呼吸器や大腸をうるおして咳や痰をしずめたり、粘液などの体液を補充する働きがあるとされます。

　かぶ、長いも、山いも、にんじん、ほうれん草、れんこん、豆腐、豆乳などは皮膚の乾燥を防ぐのにおすすめです。腸内をうるおして、乾燥による便秘を防ぐのにも役立ちます。

　また、夏の疲れが出て「脾・胃」が弱りやすいので、胃腸を整えるものもあわせて摂るとよいでしょう。

秋におすすめの食材

こんなトラブルが出たときに
・だるそうで元気がない
・のどのトラブルがある
・肌がかさつく
・便秘がち
・咳や鼻水が出る

からだをうるおす旬のもの

里いも、山いも、大根、かぶ、れんこん、ほうれん草、エリンギ、ぎんなん、むかご、百合根、落花生、梨、栗、柿

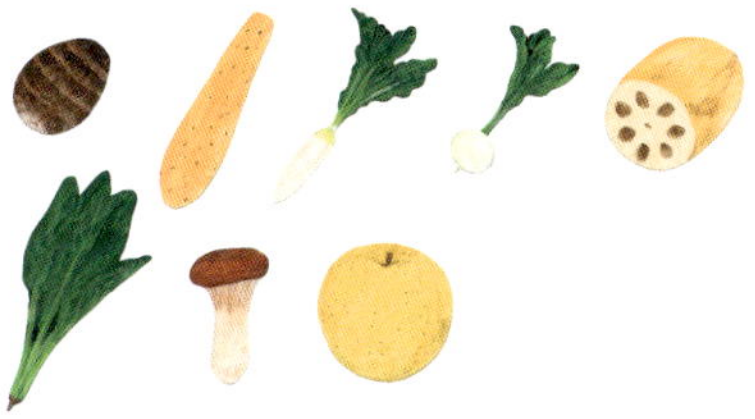

皮膚の乾燥を防ぐもの

山いも、にんじん、かぶ、れんこん、ほうれん草、豆腐、豆乳

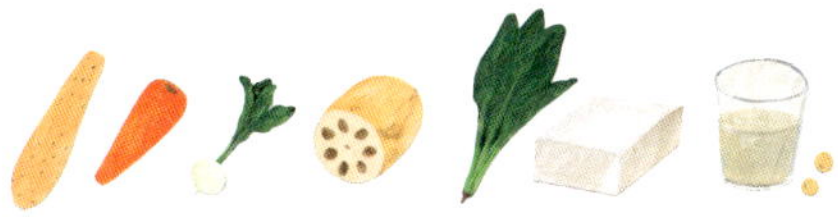

胃腸を整えるもの

かぼちゃ、さつまいも、ごぼう、大豆、しいたけ、しめじ、エリンギ、鮭、鯛《たい》、桜えび

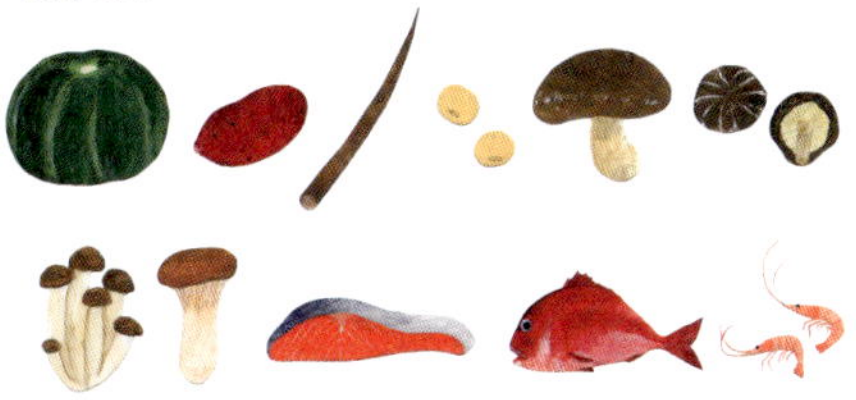

便通を整えるもの

ごぼう、ほうれん草、しめじ

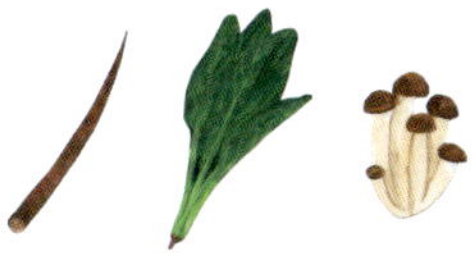

秋の薬膳

だるそうで元気のないときに

「最近、あまり食欲がないみたい」「なんだかイヤイヤが多い気がする」「なんとなくだるそう」……子どもを見ていて、そんなふうに感じる秋口は、夏の胃腸の疲れが出ているのかもしれません。

　汗をいっぱいかく夏は、元気の源である大切な「気」＝エネルギーが、汗と一緒に流出してしまいがちです。そのうえ、冷たいものや生もの、水分の多いものの摂りすぎで「脾・胃」が疲れ、新たに気をつくり出す力も弱まっているからです。

　昔から土用の丑の日にうなぎを食べるとよいと言われてきましたが、とても理にかなっています。うなぎは脾・胃の働きを高めて、気をつくり出す食べもののため、夏の終わりに摂るのに適しているからです。ただしうなぎは脂肪分が多く、ちいさな子どもには消化の負担になることもあるので食べすぎないように。

　おすすめはかぼちゃ。甘くてほくほくしたかぼちゃは、子どもたちも大好きな食材ではないでしょうか。このかぼちゃを蒸してからつぶしておまんじゅうにします。かぼちゃは水分が少ないのでむせてしまう、唾液を取られてしまうのが苦手、という子もいるようですが、とろみをつけた餡をかけるとしっとりして食べやすいですよ。少々手間はかかりますが、大人も大満足の本格的な味わいです。

　ほかにも、脾・胃を補って気をつくる食材には、枝豆、じゃがいも、さつまいも、大豆、しいたけなどがあります。秋口にはぜひ意識して摂って、夏の疲れを吹き飛ばしましょう。

[おすすめ食材]

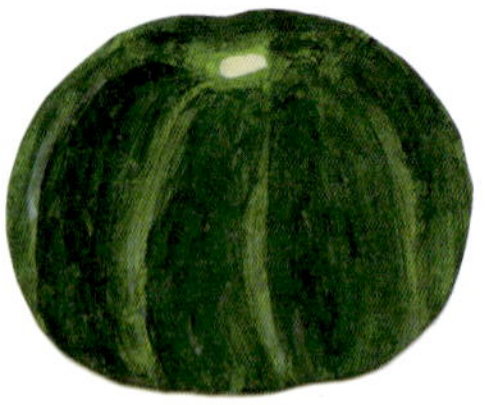

かぼちゃ
甘味・温性
胃腸の働きを活性化して、消化を促進。気を補ったり粘膜を強くして、風邪などの感染症の予防も。

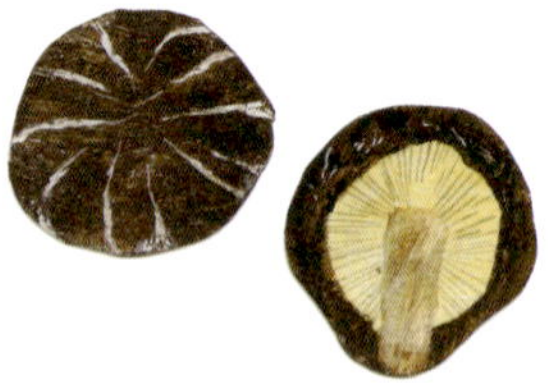

しいたけ（乾燥）
甘味・温性
気を補い、内臓の機能を高める作用がある。疲労回復、風邪予防のほか、アレルギー症状を軽減する働きも。

かぼちゃまんじゅう

材料（親子3人分）
・かぼちゃ…250g
（1/4個程度）
・塩…少々
・片栗粉…大さじ1
・にんじん…5cm長さ程度
・干ししいたけ…2枚
A
・しいたけの戻し汁…50mℓ
・塩、しょう油、みりん
…各少々
餡
・だし汁…150mℓ
・みりん…大さじ1
・しょう油…大さじ1
・葛粉…大さじ1と1/2

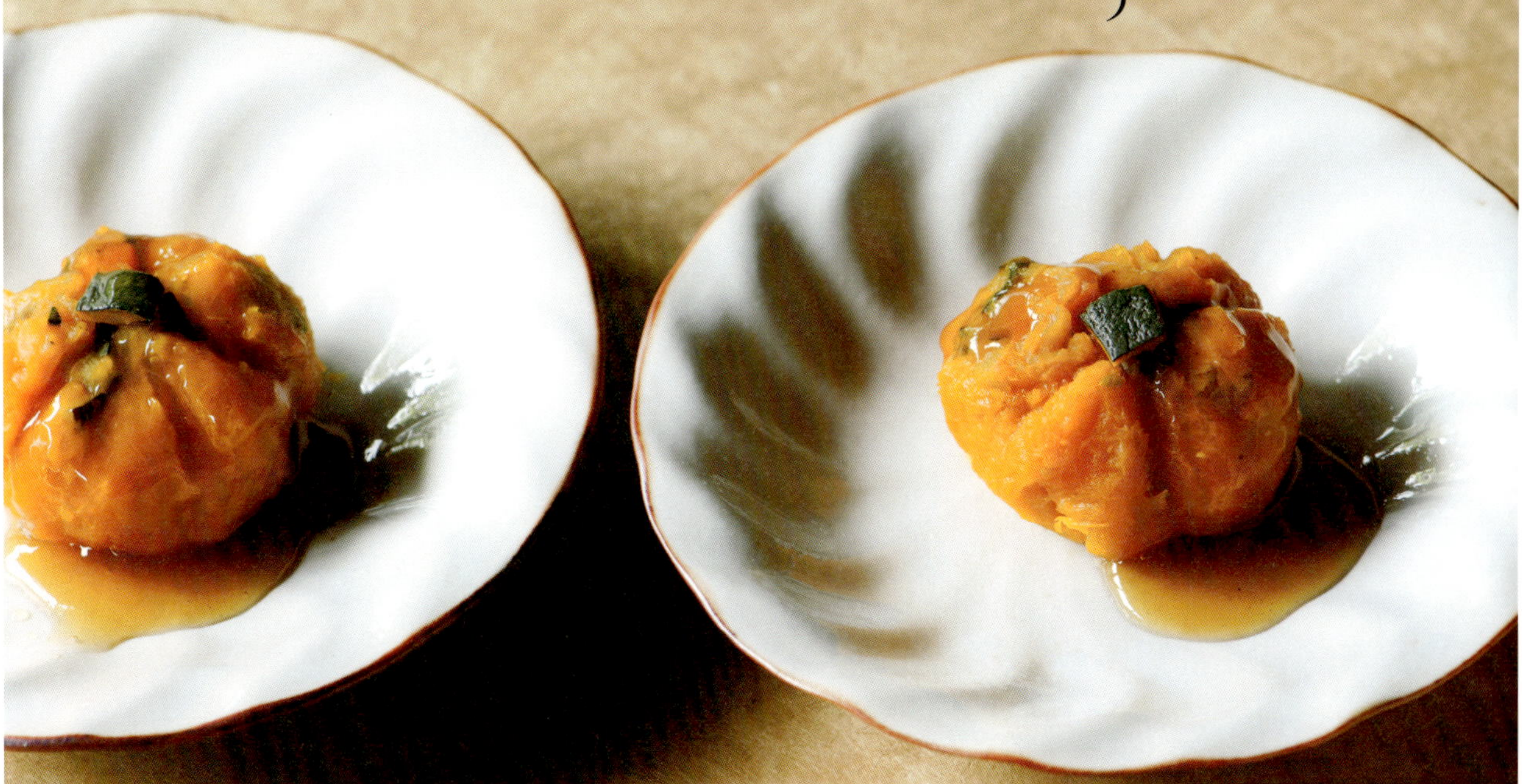

つくり方

1 かぼちゃは種を取り除き、適当な大きさに切ってやわらかくなるまで蒸す。

2 **1**の皮を取って（皮はとっておく）すりばちでつぶし、塩、片栗粉を加えて混ぜ合わせる。

3 にんじん、水で戻した干ししいたけ、かぼちゃの皮（皮の一部をとっておいて後で飾ってもよい）は1cm角に切って鍋に入れ、**A**を加えて汁気がなくなるまで煮る。

4 **2**のかぼちゃを3等分したら（子どもの分はさらに2等分してもよい）、丸く広げて**3**を包み、丸める。

5 餡の材料を鍋に入れてよく混ぜ、中火にかけてとろみをつける。

6 かぼちゃまんじゅうを蒸し器で軽く温め、**5**の餡をかけ、とっておいたかぼちゃの皮を飾る。

＊まんじゅうがうまくまとまらない場合は、ラップなどに包んで蒸すとよい。

咳、痰、のどの痛みに

秋になるとコンコンと咳が長引いたり、痰が出たり、のどが痛くなったり、ぜんそくが悪化したりと、呼吸器の乾燥による症状が増えます。粘膜が乾燥すると病原体を絡めとって排出する働きも衰えるため、免疫力が追いつかず風邪やインフルエンザにもかかりやすくなるのです。

こうした秋の乾燥から呼吸器を守るのが、落花生、かぶ、山いも、ぎんなん、百合根、れんこん、梨などの秋が旬の「うるおい食材」です。これらは肺をうるおしたり、粘液などの体液を補充したり、咳を止める働きがあります。

落花生やぎんなんを炊き込んだごはんや、れんこんをすりおろしてお団子にしたメニューは、子どもにも人気です。

梨はそのまま食べてもいいのですが、のどが痛いときは、すりおろしてジュースにするのも効果的。熱を取る作用もあるので、炎症をしずめてすーっと気持ちよくしてくれます。ただ、からだを冷やす性質があるので、摂りすぎるとおなかが痛くなったり、下痢しやすくなります。秋が深まってからは加熱して食べるほうが安心です。

甘い梨はコンポートなどにすることも多いと思いますが、ソースにするのもおすすめです。梨をすりおろしたり、たたいてつぶしたものにしょう油や酒を加えて味を調え、グリルした秋鮭にかけていただきます。鮭は胃腸を温める働きがあるので、からだを冷やす梨の欠点を補う理想的な組み合わせです。豚肉や鶏肉などにもよく合いますよ。

[おすすめ食材]

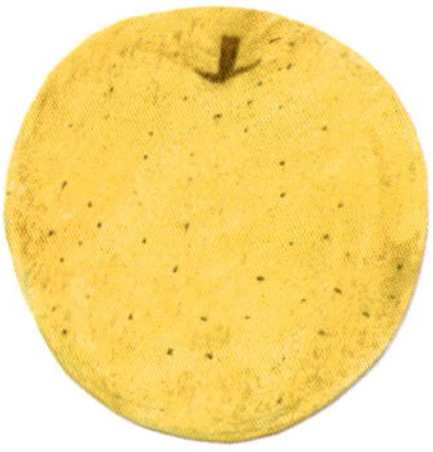

梨

甘味・酸味・寒性

成分の90%が水分で、肺やのどをうるおし、咳や痰をしずめる。熱風邪をいやす働きもある。

鮭

甘味・温性

胃腸を温め、血のめぐりをよくする。赤い色には抗酸化作用や免疫力を高める働きがある。

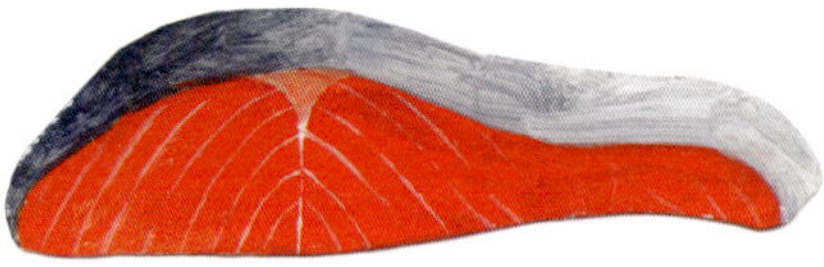

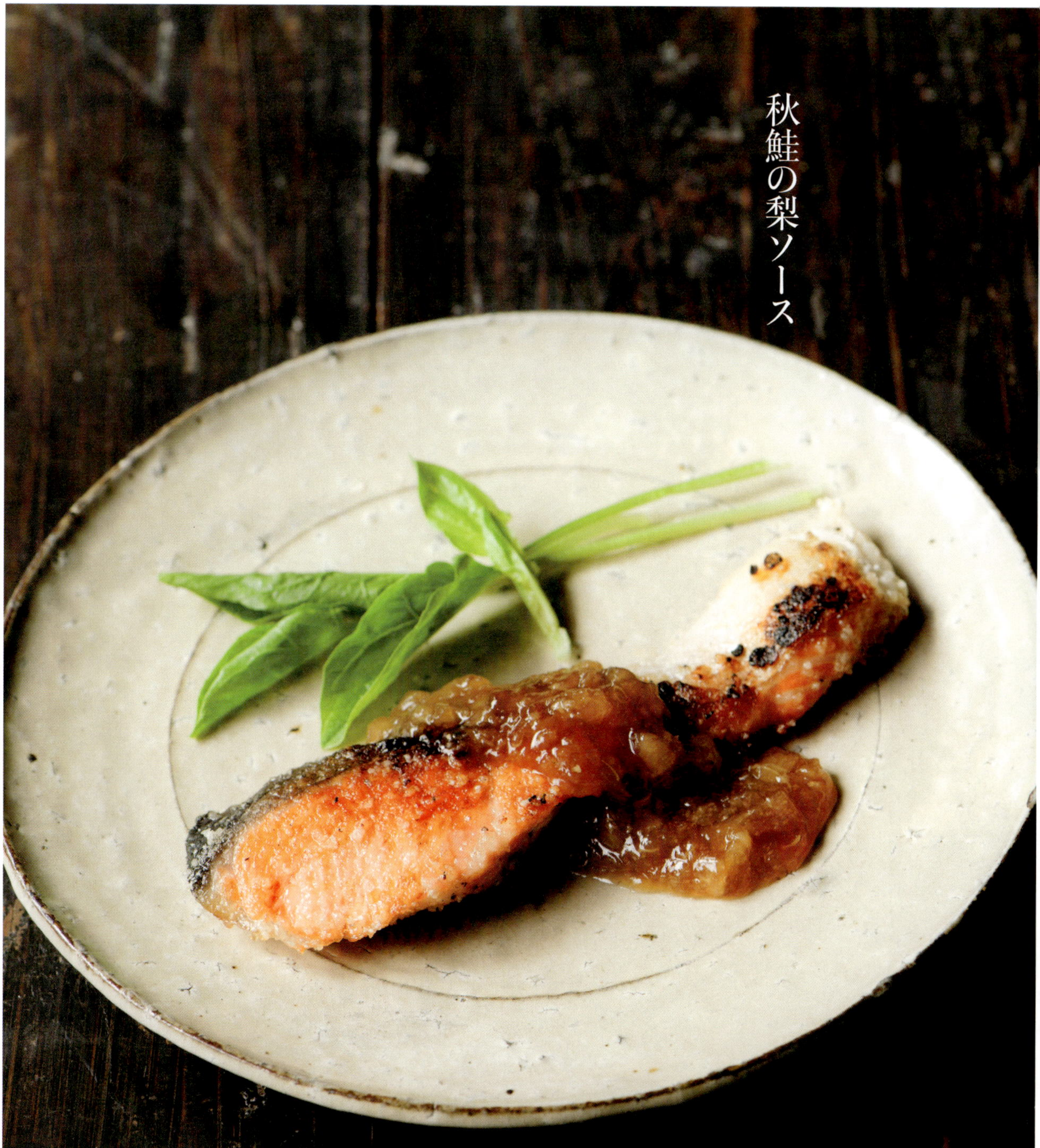

秋鮭の梨ソース

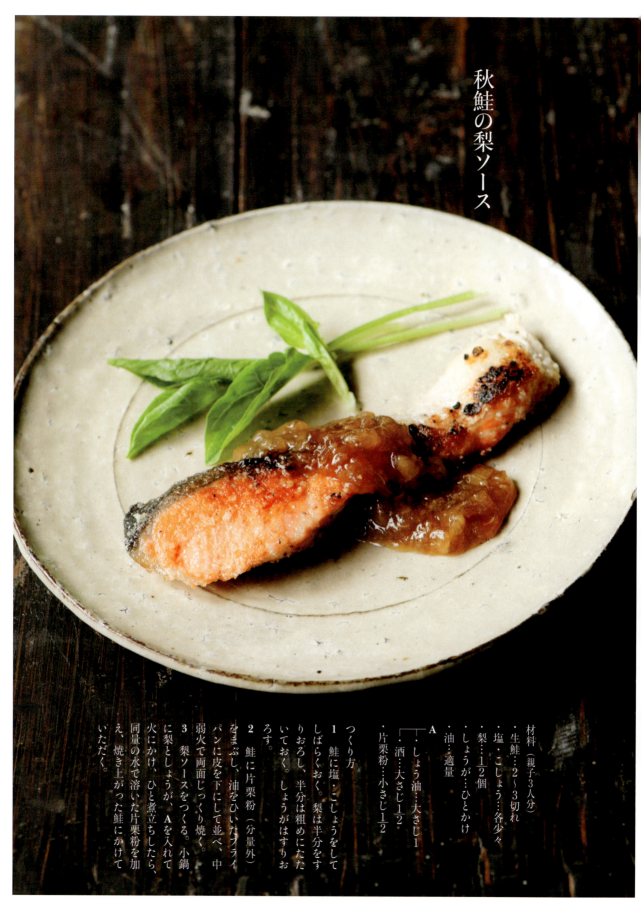

材料（親子3人分）

- 生鮭…2〜3切れ
- 塩・こしょう…各少々
- 梨…1/2個
- しょうが…ひとかけ
- 油…適量
- A
  - しょう油…大さじ1
  - 酒…大さじ1/2
- 片栗粉…小さじ1/2

つくり方

1 鮭に塩・こしょうをしてしばらくおく。梨は半分をすりおろし、半分は粗めにたたいておく。しょうがはすりおろす。

2 鮭に片栗粉（分量外）をまぶし、油をひいたフライパンに皮を下にして並べ、中弱火で両面じっくり焼く。

3 梨ソースをつくる。小鍋に梨としょうが、**A**を入れて火にかけ、ひと煮立ちしたら、同量の水で溶いた片栗粉を加え、焼き上がった鮭にかけていただく。

便秘がちな子に

わたしの「離乳食と子どもごはん教室」で、とくに多い質問のひとつが、「離乳食をはじめたとたん、便秘がちになった」「うんちが3〜4日に1回しか出ない」という内容です。離乳食期の乳児だけでなく、ちいさな子どもはまだ腸の発達が不充分なうえ、運動量が少ないために便を押し出すぜん動運動も弱いもの。しかも、子どもは体温の高い陽性傾向の子が多く、からだの中に熱がこもりやすくなります。腸内でも熱で便が乾燥してコロコロと固くなり、ますます出にくくなります。乾燥する秋はなおさらです。

離乳食期の乳児の場合、便秘でつらそうなら、離乳食を減らして母乳やミルクを増やし、うんちが正常に戻るまで待ってみるのもひとつの方法。離乳食が進まないことにあせる方もいらっしゃいますが、入れることだけでなく、「出せるからだをつくること」もとっても大切です。

離乳食期以降の幼児でしたら、腸のぜん動運動を助けてあげる食材を取り入れてみてください。便秘にはやっぱり食物繊維。便のかさを増やしてぜん動運動を促進したり、腸内の善玉菌のエサになって腸内環境を整えてくれます。とくに子どもには、便をやわらかくしてくれる水溶性の食物繊維がおすすめです。オクラや山いも、納豆などのねばねば食材や海藻類、きのこ類、大豆などです。

「きのことごぼうのナゲット」は、不溶性と水溶性、両方の食物繊維を豊富に摂ることができるメニューです。いずれもよくたたくことで、繊維がつぶれて子どもでも食べやすくなりますよ。

うんちは、からだの状態を表す鏡のようなもの。毎日気持ちよく出ていれば、まず健康でいられます。「きょうのうんちはどんな色？　どんな形？」と、うんちチェックも怠らないように！

［おすすめ食材］

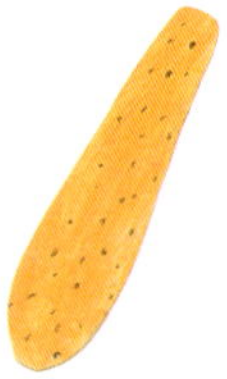

山いも

甘味・平性

ジアスターゼなどの消化酵素を多く含み、消化を促進する。食欲のないときや、胃が弱ったときに。

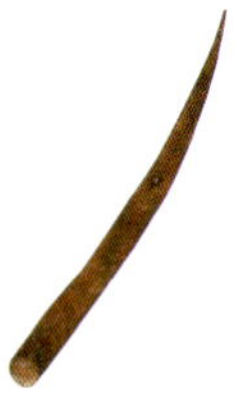

ごぼう

苦味・寒性

水溶性の食物繊維イヌリンが豊富。腎の働きを高めて、からだを丈夫にする。解毒作用も。

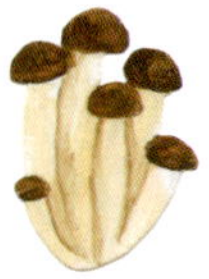

しめじ

甘味・平性

豊富な食物繊維が便通をよくする。免疫力を高めて風邪やアレルギーを予防する働きも。

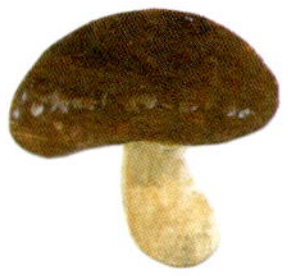

しいたけ（生）

甘味・平性

便通を促し、有害物質や毒素、腸内の老廃物を排出する。β－グルカンが免疫力を高める。

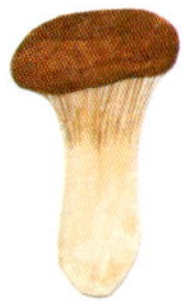

エリンギ

甘味・平性

水に溶けにくい不溶性の食物繊維が多く、便の量を増やして、腸のぜん動運動を助ける。

きのことごぼうのナゲット

材料（親子3人分）

・しめじ…1/4株
・しいたけ…1枚
・エリンギ…1本
・ごぼう…5cm長さ程度
・山いも…5cm長さ程度
・塩…少々
・片栗粉…大さじ1
・ごま油…適量
・お好みで青海苔またはパセリ…少々

つくり方

1 きのこ類とごぼう、山いもは粗めのみじん切りにして、塩、片栗粉とともにポリ袋に入れ、粘り気が出るまですりこぎなどでたたく。

2 フライパンにごま油をひいて中弱火にかけ、**1**をひと口大に丸めて並べ、両面こんがり焼く。お好みで青海苔やパセリを散らす。

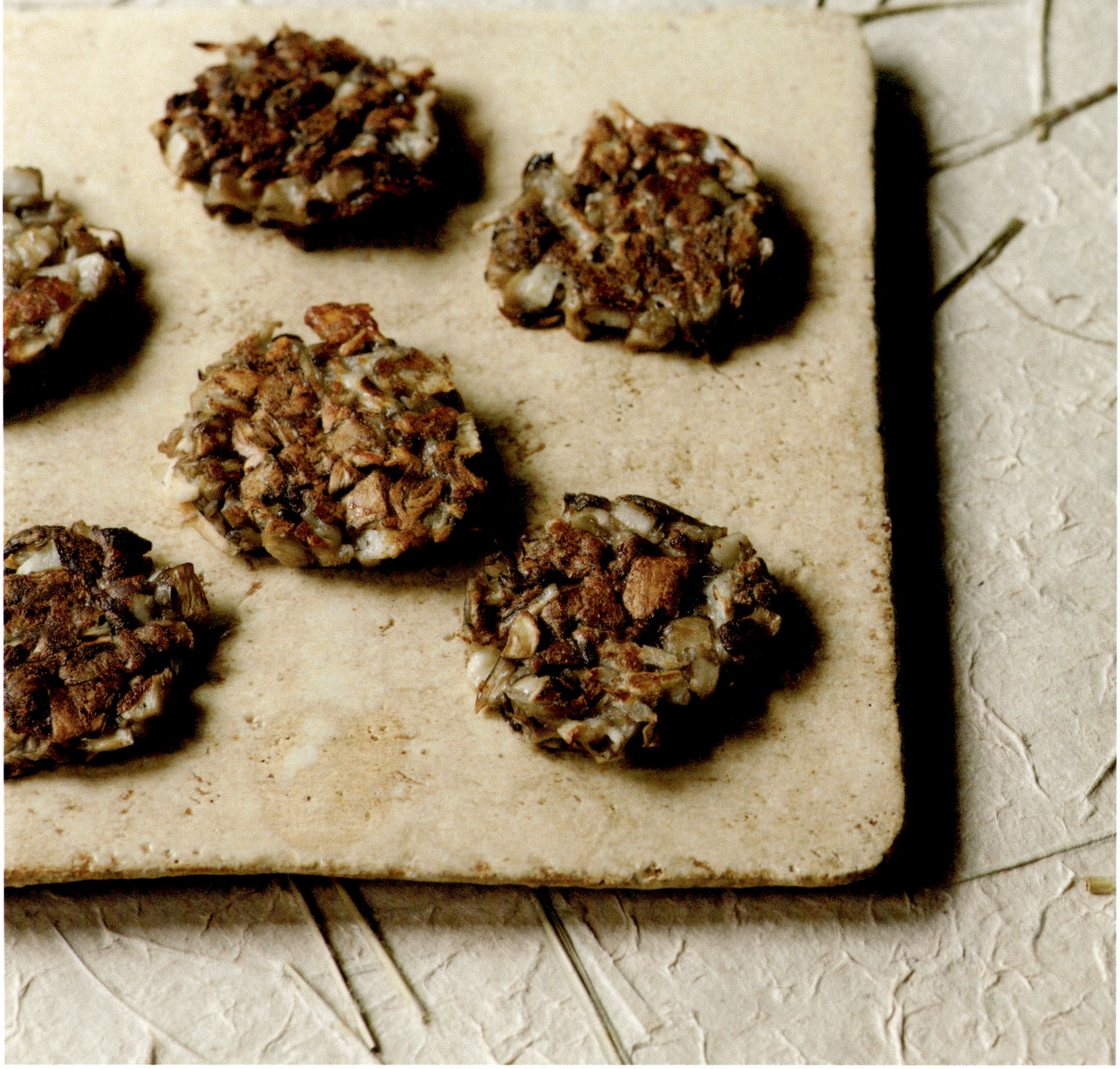

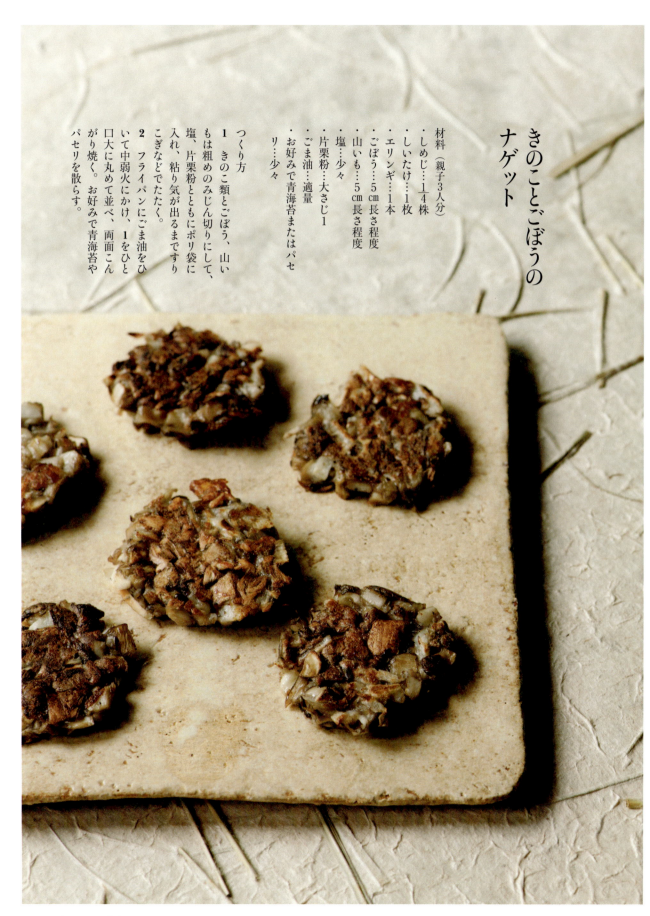

肌が乾燥しやすい子に

秋冬になると、大人でも肌のうるおいが失われ、かさかさしたりかゆみが出たりしますが、ちいさな子どもはなおさら。表皮の厚みは大人の半分ほど、皮脂量は半分以下、角質層の水分量は3分の2程度と言われますから、ちょっとした気温や湿度の変化に影響され、秋冬はかさつきや、かゆみがひどくなりやすいのです。

乾燥肌が続くと、表皮のバリア機能が弱まってアレルゲンが侵入し、アトピー性皮膚炎や、ぜんそくなどに発展する可能性もあります。肌のうるおいを保つことは、バリア機能を整えて、アレルギーを起こさないためにも重要なのです。

皮膚の乾燥を防ぐのにおすすめなのが、里いも、山いも、れんこん、豆腐、豆乳、かぶ、にんじん、ほうれん草、いちじく、りんごなど。これらはからだの中の水分を補って、皮膚や粘膜などをうるおす働きがあります。腸内の粘膜をうるおして、乾燥による便秘を防ぐのにも役立ちます。「ほうれん草とかぶの里いもクリームグラタン」は、「うるうる食材」をふんだんに使っています。里いもと豆乳でつくるホワイトソースは、里いもの濃厚なとろみが、まさにクリームそのもの。具材には、かぶとほうれん草を加えて、うるおい効果をさらにアップしました。ほかには鮭やれんこんなどもよく合いますよ。

子どもたちのかわいいぷっくりほっぺは、秋冬になると真っ赤になって、よくかさつきます。頬は表皮が薄いために、とくに影響を受けやすいのでしょう。ですから、「うるうる食材」をせっせと摂ると同時に、合成洗剤などで大事な皮脂を取りすぎないことも大切です。そして化学合成成分を含まない馬油やホホバオイルなどの天然の油で保湿して、秋冬の乾燥を乗り切りましょう。

[おすすめ食材]

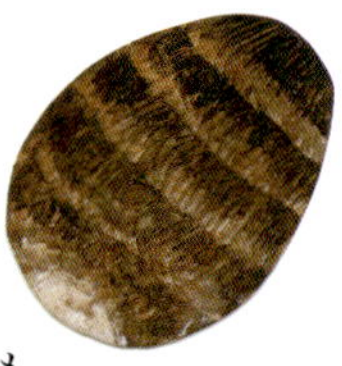

里いも
辛味・平性
皮膚や粘膜をうるおしたり、炎症をしずめる働きがある。生のまますりおろして腫れものややけど、高熱時の湿布にも。

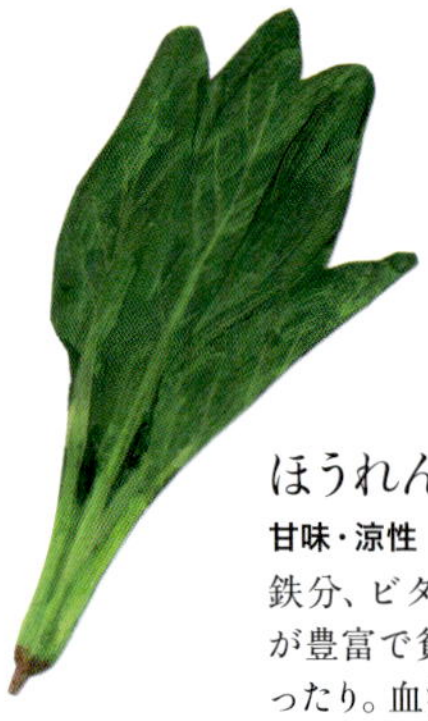

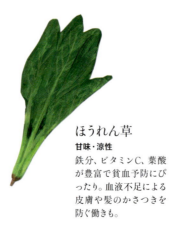

ほうれん草
甘味・涼性
鉄分、ビタミンC、葉酸が豊富で貧血予防にぴったり。血液不足による皮膚や髪のかさつきを防ぐ働きも。

かぶ
苦味・温性
水分代謝を整え、口の乾きをいやす。消化を助け、解毒するなど、幅広い作用で五臓を元気にする。

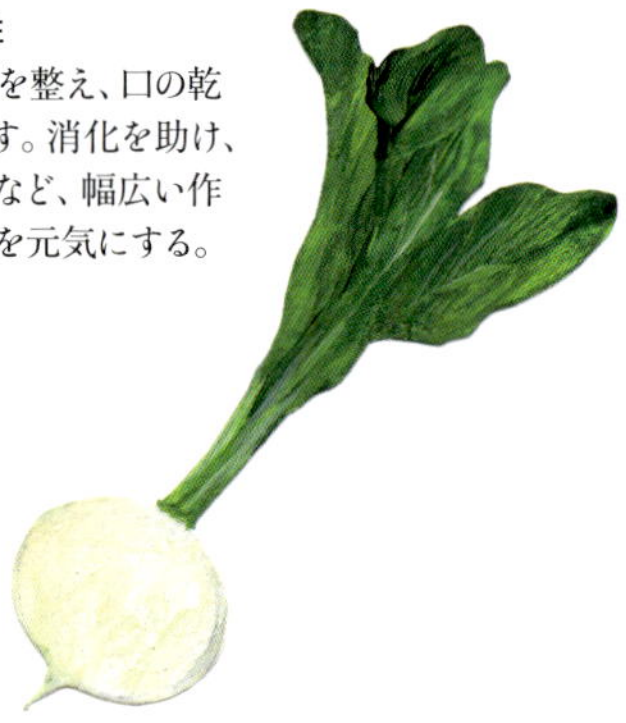

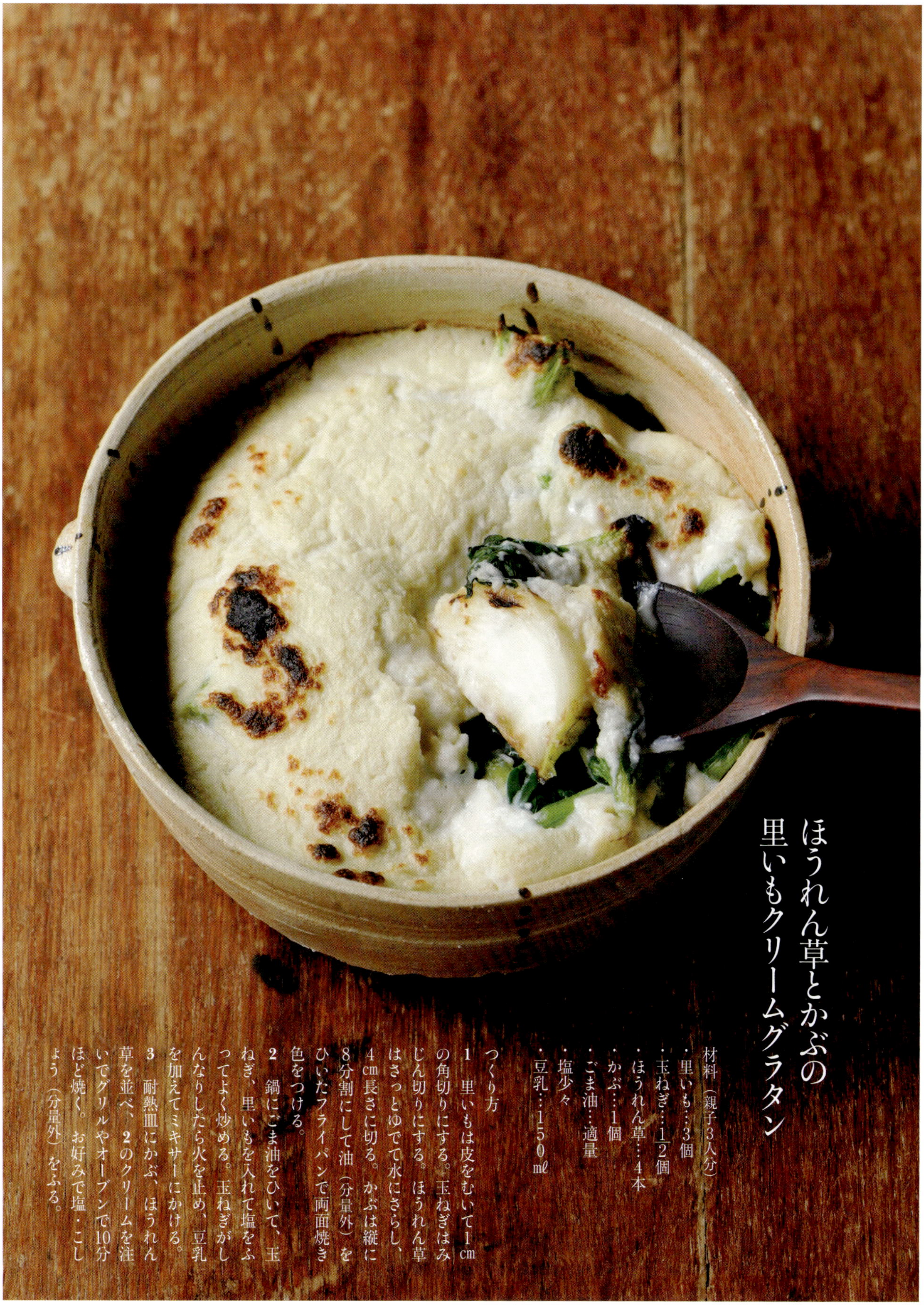

ほうれん草とかぶの里いもクリームグラタン

材料（親子3人分）
- 里いも…3個
- 玉ねぎ…1/2個
- ほうれん草…4本
- かぶ…1個
- ごま油…適量
- 塩少々
- 豆乳…150mℓ

つくり方

1 里いもは皮をむいて1cmの角切りにする。玉ねぎはみじん切りにする。ほうれん草はさっとゆでて水にさらし、4cm長さに切る。かぶは縦に8分割にして油（分量外）をひいたフライパンで両面焼き色をつける。

2 鍋にごま油をひいて、玉ねぎ、里いもを入れて塩をふってよく炒める。玉ねぎがしんなりしたら火を止め、豆乳を加えてミキサーにかける。

3 耐熱皿にかぶ、ほうれん草を並べ、**2**のクリームを注いでグリルやオーブンで10分ほど焼く。お好みで塩・こしょう（分量外）をふる。

咳や鼻水が出る子に

季節を問わず、ちいさな子どもはよく咳や鼻水を出していますよね。原因は、おもにふたつに分かれるようです。ひとつは乾燥によるもの。とくに秋は、このタイプの咳や鼻水が増えます。のどや鼻の粘液は、細菌やウィルスを異物として絡めとってくれる免疫の第一前線。ところが、乾燥すると粘液の分泌が減り、異物をキャッチする能力が低下して、感染症にかかりやすくなります。咳や鼻水は、この異物を排出しようとする大切な防御反応なのです。急性の咳や鼻水で、のどの痛みや腫れなどを伴う場合は、たいてい乾燥が原因の感染症によるものです。

もうひとつの原因は、からだにたまった余分な水分。子どもは体温が高いため、からだを冷やそうとしてよく水分を摂りますよね。でも、「脾・胃」が未熟なために水分代謝が追いつかず、どうしても滞りやすくなります。近年は、年中室内が快適だったり、運動不足だったりして汗をかきにくくなっているため、よけい水分がこもりやすくなっています。咳や鼻水は、この水分を排出するための反応でもあるのです。しめった咳や痰、水っぽい鼻水が出たり長引いたりする場合は、水の停滞が原因と考えられます。

乾燥と余分な水分。相反する原因ですが、どちらにもおすすめしたいのが「鯛《たい》のおろし煮」です。鯛には余分な水を出してくれる働きがあり、おろし煮にする大根には、粘膜をうるおし、咳や痰をしずめる働きがあるとされます。含まれる酵素には消炎作用があり、のどの痛みや炎症にも役立ちます。生でいただくのが効果的ですが、子どもには食べにくいので、おろしてからさっと加熱するおろし煮がおすすめです。成分の損失は最小限に抑えながら、大根の甘みを引き出しておいしくいただけます。

［おすすめ食材］

鯛《たい》

甘味・温性

余分な水分を排出して、下痢やむくみを改善する作用がある。気を補って、体力をつける働きもある。

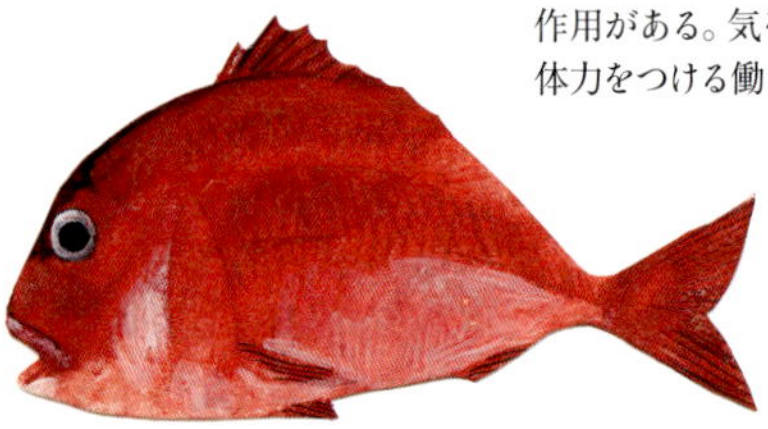

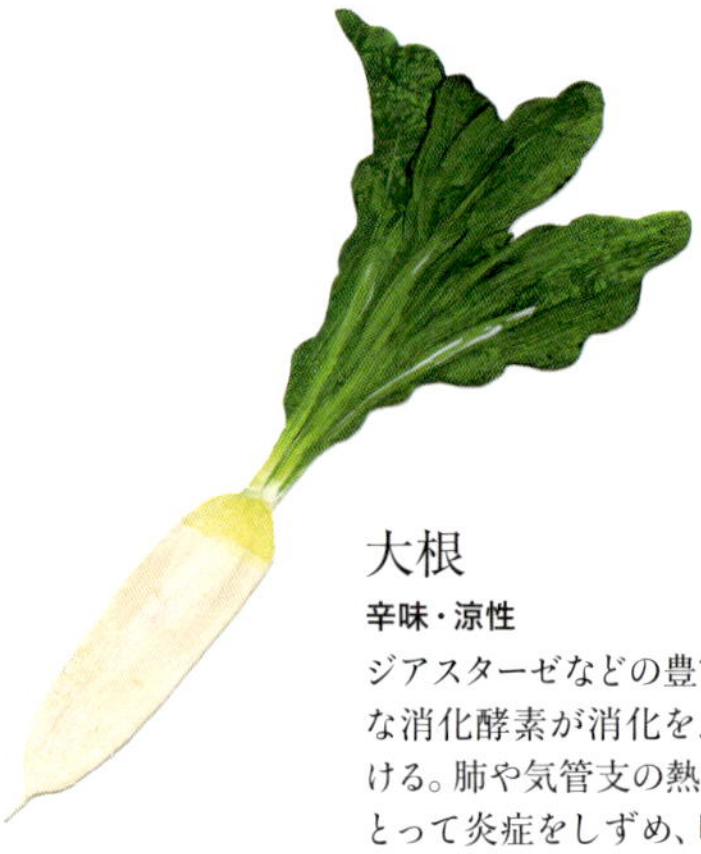

大根

辛味・涼性

ジアスターゼなどの豊富な消化酵素が消化を助ける。肺や気管支の熱をとって炎症をしずめ、咳や痰を抑える。

鯛《たい》のおろし煮

材料（つくりやすい分量）
・鯛…2切れ
・塩…少々
・大根…10㎝長さ程度
・ねぎ…5㎝長さ程度
・海苔…適量
A
・だし汁…100㎖
・酢…小さじ1
・しょう油…小さじ1
・みりん…小さじ1

つくり方
1 鯛は塩少々をふってしばらくおき、水気を拭き取る。
2 大根はすりおろし、軽く水気をきっておく。ねぎは小口切りにする。海苔は細かくもんでおく。
3 鍋に**A**を加えて中火にかけ、沸いたら鯛を加えて2〜3分煮る。
4 大根おろしを加えてさっと煮たら器に盛る。もみ海苔とねぎをのせていただく。

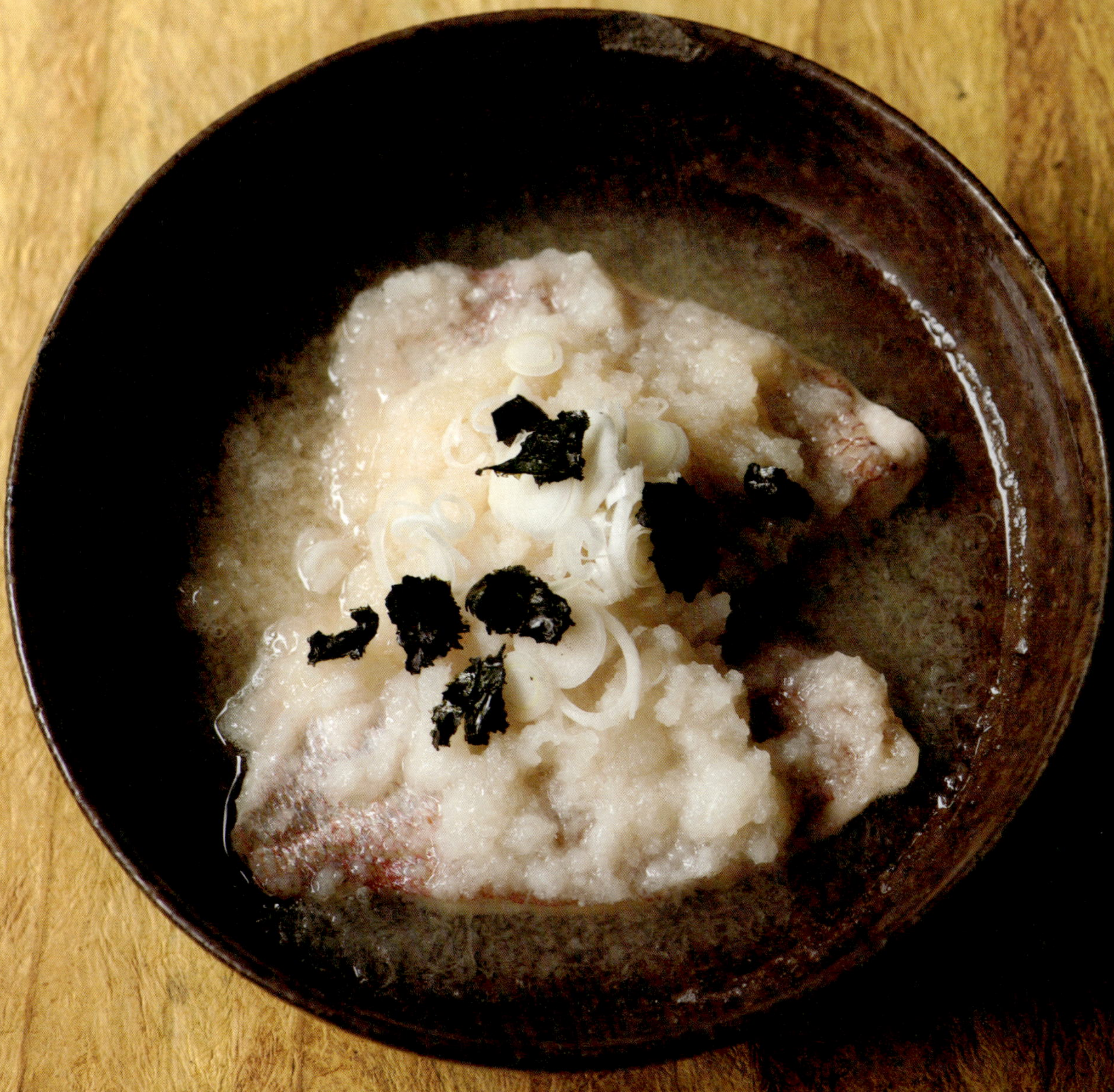

秋の薬膳

むし歯になりやすい子に

むし歯の原因は砂糖（糖質）です。むし歯菌が砂糖を代謝して酸をつくり出し、その酸が歯のエナメル質を溶かし続けると、むし歯になっていくのです。でも、同じように砂糖を摂っても、むし歯になるひとと、ならないひとがいます。その違いは免疫力。免疫がちゃんと働いていれば、砂糖を摂ってもむし歯菌の増殖を抑えてくれるのです。とくに口の中の免疫を担っているのは唾液です。唾液には抗菌物質が含まれるうえ、酸を中和したり、溶け出した歯を修復する作用もあると言います。

とくにからだの抵抗力が落ちやすい季節の変わり目はむし歯に要注意。やわらかい食事ばかり好む子や口をポカンと開けがちな子も、唾液が減りやすいので注意しましょう。

免疫力の働きを活発にし、むし歯を防ぐ食べものとしておすすめなのは、食物繊維やオリゴ糖など、腸内の善玉菌の養分となるもの。免疫細胞の7割は腸でつくられるため、善玉菌がよく働く腸内環境に整えることが前提です。また、歯の主成分となるカルシウムやマグネシウムをしっかり摂ること、唾液の分泌を促すため、よく噛む工夫をすることも大切です。

「桜えび入り大豆コロッケ」は、オリゴ糖や食物繊維、カルシウムやマグネシウムを豊富に含む大豆を使ったコロッケ。同じくカルシウムが豊富で、歯ごたえもある桜えびを加えました。大豆はゆでずに生のまま使うので、大豆の甘味や旨味がストレートに感じられるはずです。

［おすすめ食材］

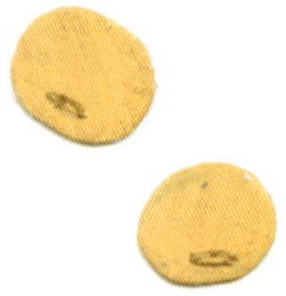

大豆

甘味・平性

ビタミン、ミネラルがバランスよく含まれ、栄養価が高い。気を補い、胃腸を活性化。

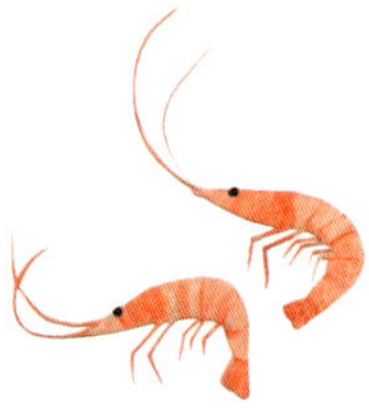

桜えび

甘味・温性

殻ごと食べられるので、カルシウムが豊富。赤い色素には病気への抵抗力を高める作用も。

桜えび入り大豆コロッケ

材料（9個分）
・大豆…1/2カップ
・にんにく…ひとかけ
・玉ねぎ…1/4個
・塩…少々
・小麦粉…大さじ1/2
・桜えび…大さじ1
・揚げ油…適量

つくり方
1　大豆はひと晩水に浸けて戻し、なめらかになるまでフードプロセッサーにかける（すり鉢でつぶしてもよい）。にんにくと玉ねぎはみじん切りにする。
2　ボウルに**1**と塩、小麦粉を加えて混ぜ合わせ、1時間ほど冷蔵庫で寝かせる。
3　**2**に桜えびを加えて混ぜ、9等分にして丸め、170℃の油で5分ぐらいかけてじっくり揚げる。
4　ピタパンなどに野菜と一緒にサンドし、豆乳ヨーグルト*をかけていただく。
*豆乳ヨーグルトのつくり方…豆乳大さじ6、レモン汁小さじ2、塩小さじ1/4を混ぜ、コーヒーフィルターなどで漉せばできあがり。

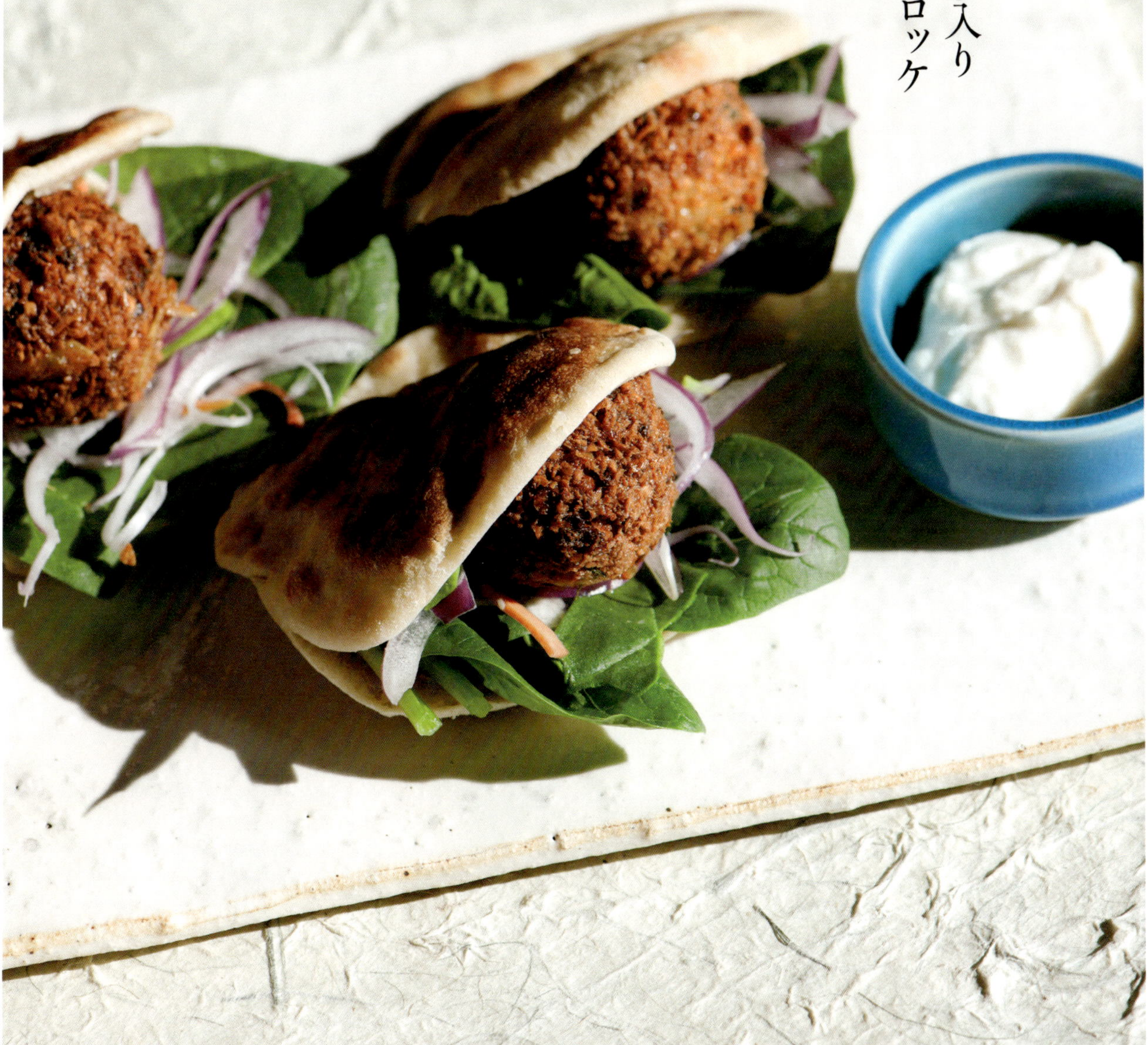

秋のおやつ

夏から冬への橋渡しとなる季節。
「脾・胃」の働きを高め、
乾燥から身を守るおやつがおすすめ。

空気の乾燥から、気管支やのどが炎症を起こしやすい秋。おやつにも、呼吸器やのどをうるおす食材を摂るのがおすすめです。栗、れんこん、里いも、落花生、梨、柿などは、おやつにも使いやすい食材でしょう。

なかでも、里いもの粘り成分は、この時季の粘膜の乾燥を保護するのに有効ですが、この粘りを利用すれば、つなぎいらずで、もっちもちのドーナツになります。お団子のように丸めてもいいけれど、ドーナツ型にすると、子どものテンションが上がりますよ。ぜひ揚げたてをほおばってください。

秋が旬のさつまいもやかぼちゃも、子どもたちに大人気の食材。いずれも「脾・胃」の調子を整えたり、「気」を補ったりする働きがあります。夏の間、冷たいものを摂って働きの弱った胃腸を助け、冬に向けて、寒さに負けないように「気」でからだを保護するのに、いもやかぼちゃは最適です。まさに夏から冬への橋渡しをする秋に食べるものとして、うってつけだと思います。

「かぼちゃと小豆の蒸し団子」は、蒸したかぼちゃとあんこに米粉を加えてひと口大に丸め、蒸し器で蒸しただけですが、食べごたえ充分。蒸しパンよりも、もっちりとした食感が特徴です。

さつまいもは干しいもにすれば、保存がきいて噛みごたえもある、おやつの優等生に。免疫や消化の最前線である唾液の分泌をいっぱい促すことができます。

定番のお汁粉にもさつまいもを加えてアレンジ。さつまいもを蒸してつぶし、豆乳と混ぜるだけなので、小豆でつくるお汁粉よりも手軽です。ココナッツミルクを少し加えるだけで、味わいにコクが出ます。

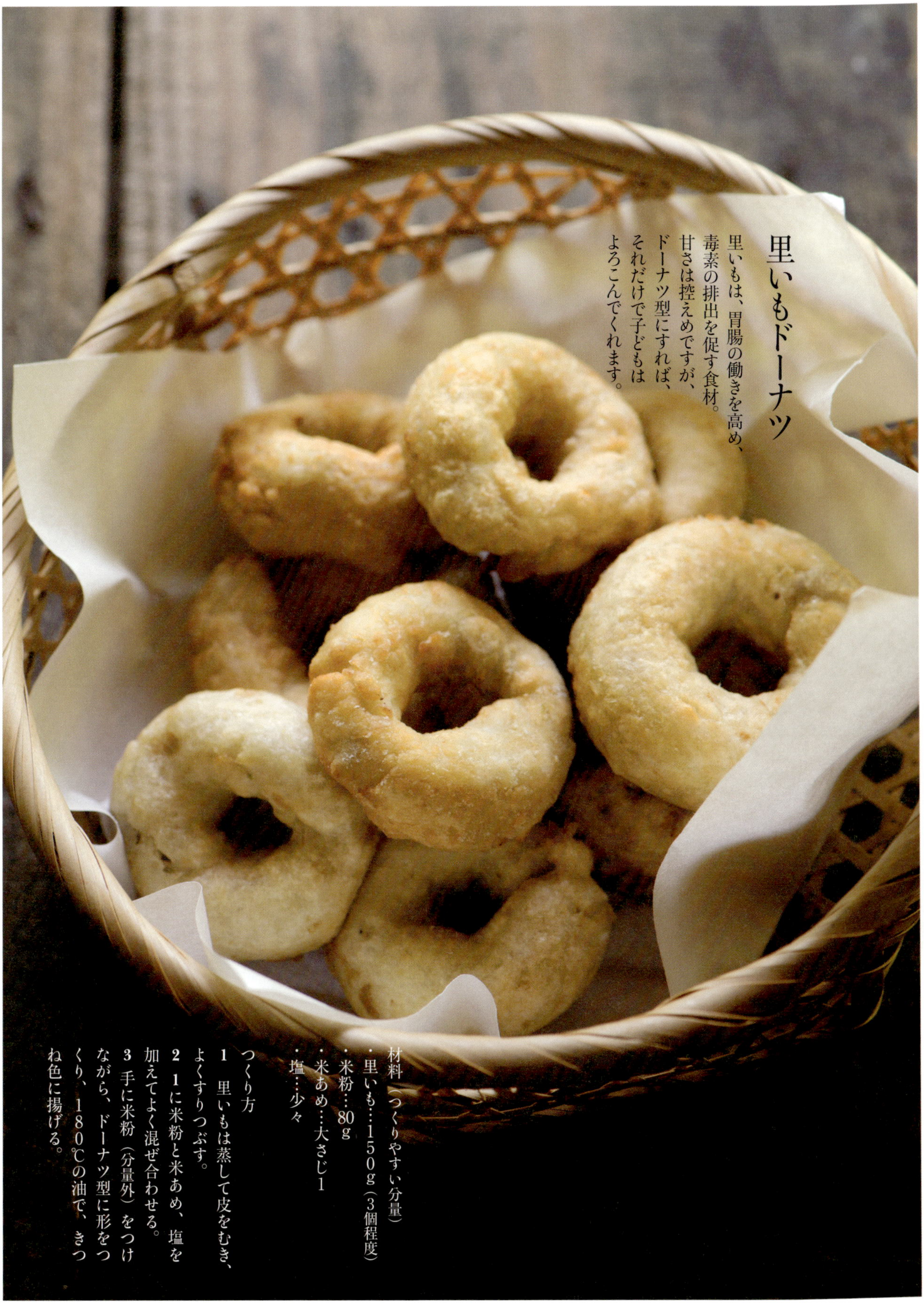

里いもドーナツ

里いもは、胃腸の働きを高め、毒素の排出を促す食材。甘さは控えめですが、ドーナツ型にすれば、それだけで子どもはよろこんでくれます。

材料（つくりやすい分量）
・里いも…150g（3個程度）
・米粉…80g
・米あめ…大さじ1
・塩…少々

つくり方
1 里いもは蒸して皮をむき、よくすりつぶす。
2 **1**に米粉と米あめ、塩を加えてよく混ぜ合わせる。
3 手に米粉（分量外）をつけながら、ドーナツ型に形をつくり、180℃の油で、きつね色に揚げる。

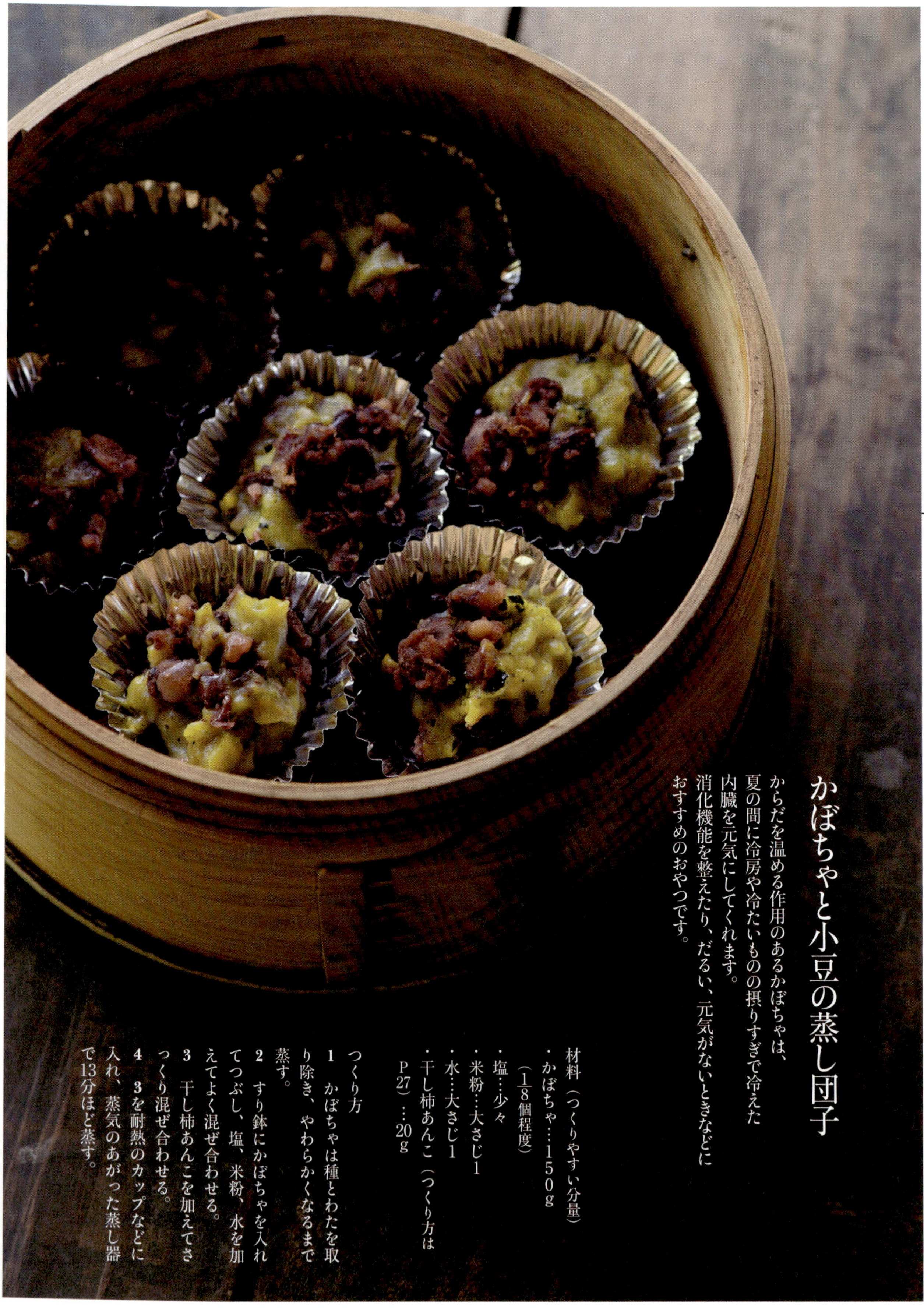

かぼちゃと小豆の蒸し団子

からだを温める作用のあるかぼちゃは、夏の間に冷房や冷たいものの摂りすぎで冷えた内臓を元気にしてくれます。消化機能を整えたり、だるい、元気がないときなどにおすすめのおやつです。

材料（つくりやすい分量）

・かぼちゃ…150g（1/8個程度）
・塩…少々
・米粉…大さじ1
・水…大さじ1
・干し柿あんこ（つくり方はP27）…20g

つくり方

1　かぼちゃは種とわたを取り除き、やわらかくなるまで蒸す。
2　すり鉢にかぼちゃを入れてつぶし、塩、米粉、水を加えてよく混ぜ合わせる。
3　干し柿あんこを加えてさっくり混ぜ合わせる。
4　**3**を耐熱のカップなどに入れ、蒸気のあがった蒸し器で13分ほど蒸す。

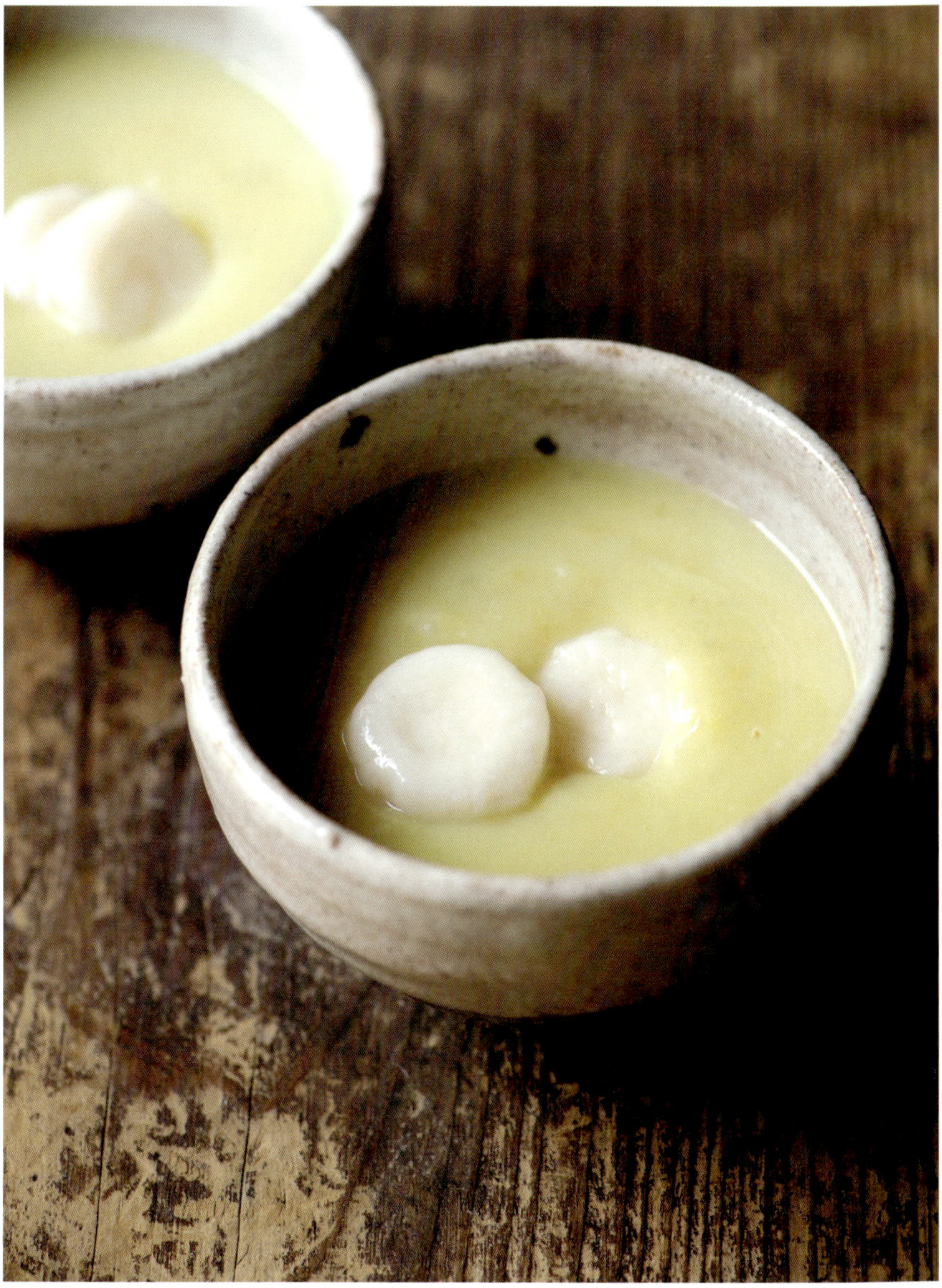

さつまいも汁粉

自然な甘さで、こころもからだも、
ほっこりと温まります。
さつまいもは胃腸の働きを高める食材。
クリーム状にすることで、より消化しやすくなり、
気を補って元気にしてくれます。

材料（親子3人分）
- 白玉粉…60g
- さつまいも…220g（ちいさめのもの1本程度）
- 豆乳…75mℓ
- ココナッツミルク…45mℓ
- 水…100mℓ
- 米あめ…大さじ1と$\frac{1}{2}$
- 塩…少々
- 葛粉…小さじ2（同量の水で溶く）
- はちみつ…小さじ1と$\frac{1}{2}$

つくり方

1 白玉粉をボウルに入れ、固さを確かめながら45～60mℓの水（分量外）を加えて練る。耳たぶぐらいの固さになったら、扁平な団子を6～9個つくる。沸騰したお湯に入れてゆで、浮き上がって2～3分したら取って水にさらす。

2 さつまいもは蒸してつぶし、豆乳、ココナッツミルク、水を加えてクリーム状にすりつぶす（ミキサーにかけてもよい）。

3 **2**を鍋に入れて中火にかけ、米あめと塩を加えて、ふつふつするぐらいの温度（80℃ぐらい）まで温める（沸騰させないように注意）。水溶き葛粉を加えてとろみをつけたら、はちみつを加えてよく混ぜ合わせ、すぐに火を止める。

4 器に盛り、白玉団子を加える。

冬のからだ

免疫力UPが元気のかなめ

冬は細菌やウイルスが猛威をふるう季節。寒くなると急に、風邪やインフルエンザ、マイコプラズマ肺炎やノロウイルスなどの感染症が増えてきます。これら細菌やウイルスは気温が15～18℃以下、湿度40％以下の低温低湿を好むため、冬になると繁殖が活発になるのです。

感染症から身を守るため、この時季、とくにがんばってほしいのが免疫です。

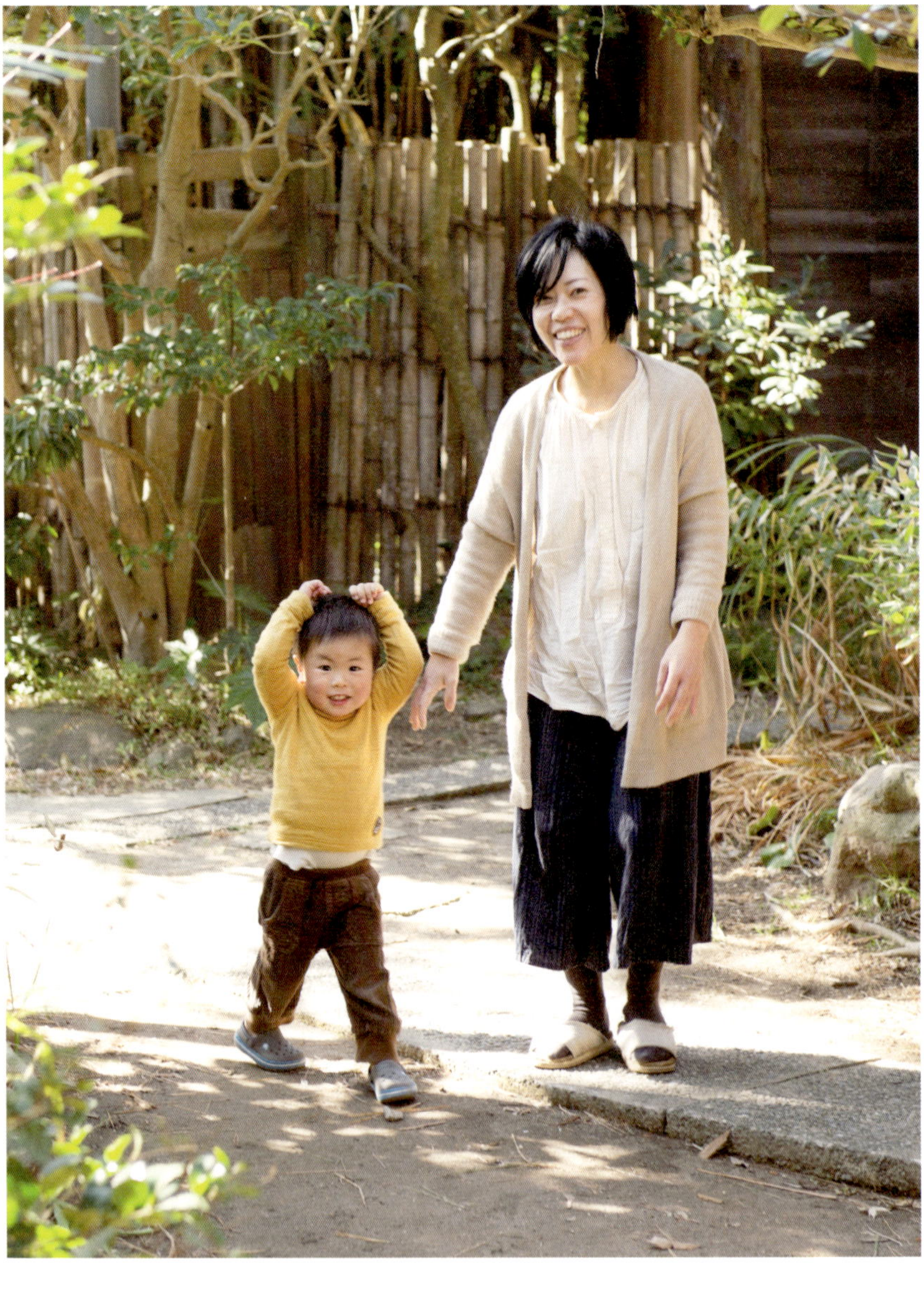

中医学では、ウイルスや細菌などの侵入を防ぐ免疫機能を「衛気《えき》」と言います。「気」の一種で、からだの表面を覆って「邪気」などの侵入を防御する役目を担っているものです。

衛気を養うには、第一に気をつくり出す食材を摂ること。さつまいも、里いも、山いも、大豆、しいたけ、にんじん、まいたけなどです。

ふたつめは「腎」を強化する食材を摂ること。腎は生命エネルギーである気を蓄える器官で、免疫もつかさどります。ところが寒さの影響を受けやすく、冬は働きが低下しやすいのです。腎を強化する黒豆、黒ごま、海草類、ごぼうなどの色の黒いものや、もち米、にんじん、玉ねぎ、鰯《いわし》、えび、鰤《ぶり》などのからだを温める旬のもので、腎の低下を防ぎましょう。

3つめは腸内細菌です。腸内には全身の約7割の免疫細胞が集中しているため、善玉菌が優勢に働く腸内環境に保つことで、免疫力が発揮しやすくなります。味噌、ぬか漬け、納豆、塩麹、甘酒、酒粕などの発酵食品は、善玉菌のえさになったり、悪玉菌の活動を抑えたりして、腸内環境を整えるのに役立ちます。また、からだを温めるので、冬に摂るのに最適です。

冬は万物がすべての活動を抑え、静かに過ごす「陰」の季節。生命エネルギーを温存する期間で、わたしたちのからだも休息モードに切り替わっています。自然のリズムにしたがって、過剰にエネルギーを消耗しないよう、夜は早く寝て朝はゆっくり起きるなど、のんびりゆっくり過ごすのも冬の養生法です。

冬におすすめの食材

こんなトラブルが出たときに

- 風邪やインフルエンザにかかりやすい
- 体温が低い
- 寒さからくる不調

気をつくり出すもの

さつまいも、里いも、山いも、にんじん、大豆、しいたけ、まいたけ

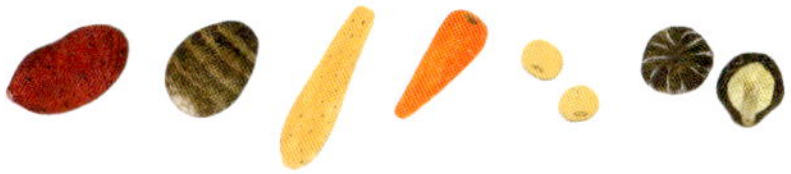

腸内環境を整えるもの

味噌、納豆、甘酒、酒粕、ぬか漬け、塩麹、青菜の塩漬など発酵食品、しらたき、切り干し大根、小松菜、はちみつ、くるみ、りんご

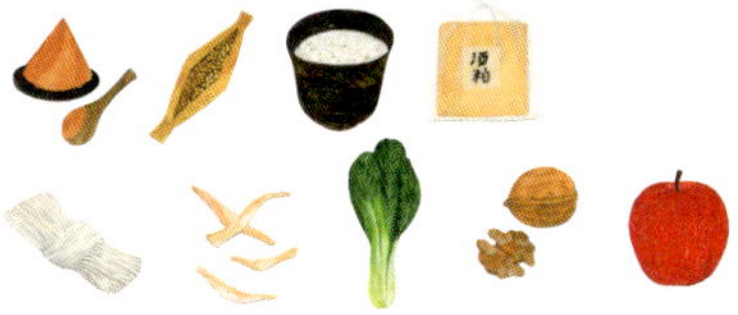

からだを温めるもの

もち米、にんじん、玉ねぎ、鰯《いわし》、えび、鰤《ぶり》

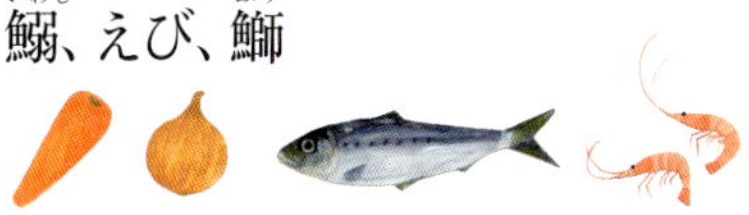

腎を強くするもの

黒豆、黒ごま、黒きくらげ、海草類(ひじき、海苔など)、ごぼう山いも、キャベツ、くるみ

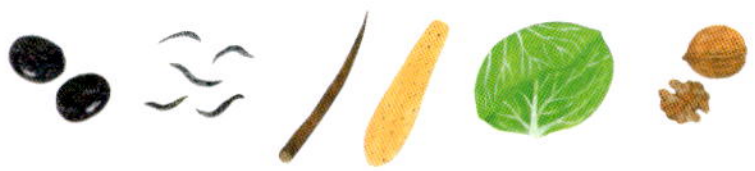

胃の働きをよくして食欲増進、消化を助けるもの

キャベツ、大根、れんこん

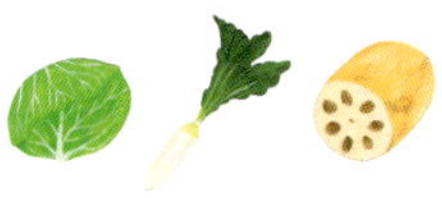

冬の薬膳

風邪やインフルエンザにかかりやすい子に

同じ環境で過ごしていても、風邪をひきやすい子と、ほとんどひかない子がいたり、感染症にかかりやすい子と、かかりにくい子がいたりします。これはおもに「衛気《えき》」の強さの違い。衛気は、目には見えないエネルギーのバリアのようなもので、からだの表面にくまなく張りめぐらされることで、病気の感染を防ぐことができるのです。

衛気は「気」の一種で、食べものなどを消化吸収してつくられると考えますから、強固なバリアを築くためには、気をつくり出すものをせっせと摂ること。また、免疫機能を担うのは「腎」とされるため、腎を強化するものもあわせて摂ると効果的です。

気をつくり出すことのできる食材は、さつまいも、山いも、大豆、しいたけ、まいたけなど。腎の働きを強化する食材は、黒豆、黒ごま、海草類、ごぼうなどの色の黒いものです。ちいさな子どもはまだまだ腎の働きが弱く、衛気のバリア機能ももろいため、こうした食材で、衛気力アップをこころがけてあげたいものです。

そこで気をつくるさつまいもと、腎を強化するごぼうとひじきを使ったさつま揚げをご紹介します。一般的なさつま揚げは、白身魚のすり身を丸めて揚げたものですが、こちらはさつまいもをすりおろして揚げたもの。おいもの粘りがあるので、つなぎを入れなくてもまとまりやすく、自然な甘みは子どもに大好評です。まさに感染症予防の強力トリオ。風邪もインフルエンザも吹き飛ばします。

[おすすめ食材]

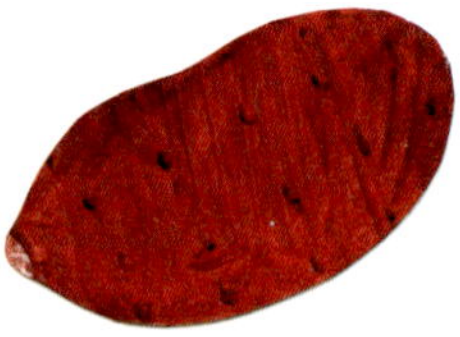

さつまいも
甘味・平性
胃腸を活性化して、五臓を元気にする。腸内環境を整えて便通を促す。

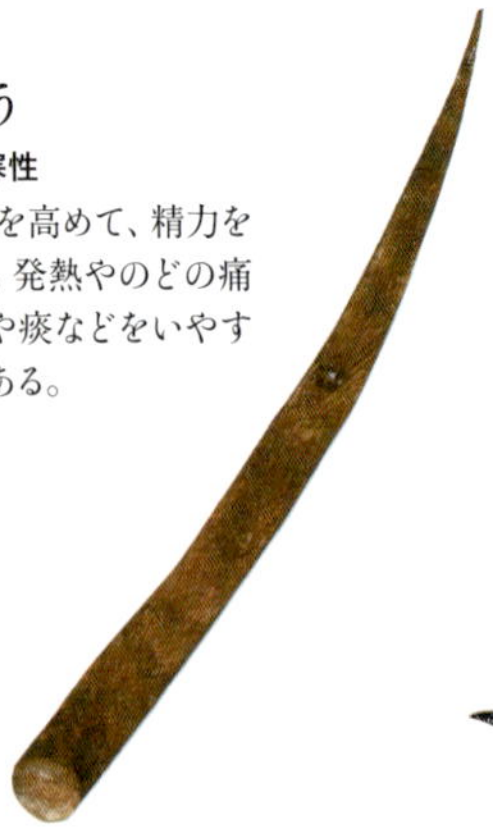

ごぼう
苦味・寒性
腎機能を高めて、精力をつける。発熱やのどの痛み、咳や痰などをいやす働きもある。

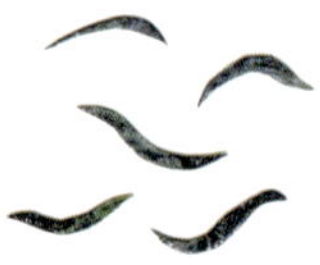

ひじき
鹹味・寒性
からだの熱を冷まして炎症をしずめ、精神を安定させる。カルシウムや鉄分が豊富で、貧血を改善したり、丈夫な骨や歯をつくる働きも。

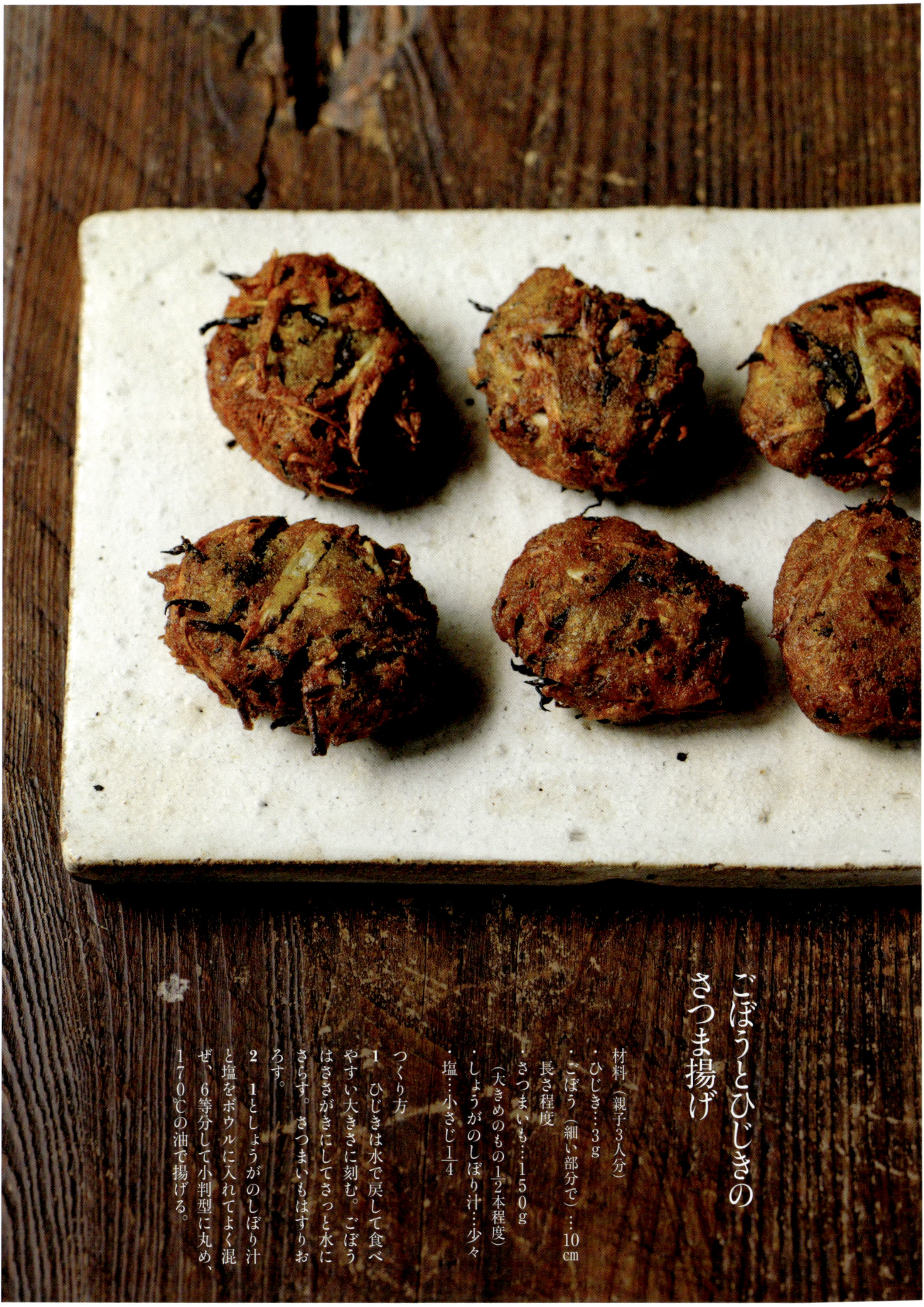

ごぼうとひじきのさつま揚げ

材料（親子3人分）
- ひじき…3g
- ごぼう（細い部分で）…10cm長さ程度
- さつまいも…150g（大きめのもの1/2本程度）
- しょうがのしぼり汁…少々
- 塩…小さじ1/4

つくり方

1 ひじきは水で戻して食べやすい大きさに刻む。ごぼうはささがきにしてさっと水にさらす。さつまいもはすりおろす。

2 **1**としょうがのしぼり汁と塩をボウルに入れてよく混ぜ、6等分して小判型に丸め、170℃の油で揚げる。

体温が低い子に

　子どもは体温が高い「陽性」のかたまりですが、手足の先を触ってみると、ひんやり！　びっくりするほど冷たくなっているときがあります。子どもは体温調節中枢の働きが未発達なうえ、最近は夜更かしやテレビの影響、運動不足などから自律神経の働きがみだれ、低体温の子も増えていると言われています。

　体温が低くなると、免疫の力も弱まって風邪やインフルエンザなどにかかりやすくなるので要注意。とはいえ、やたら厚着をさせると、汗をかいてかえって熱が奪われますし、何より子どもがのびのび動けないですよね。暖房に頼りすぎても、外気との差が激しくなって自律神経の働きがみだれますし、冬は冬の寒さをきちんと味わわないと、体温調節機能の発達を損なうことにもなりかねません。暖房や衣服に頼るよりも、からだの内側から温めるものを摂って、ぽかぽかのからだをつくりましょう。

　冬が旬でからだを温める性質の食材は、もち米、にんじん、ねぎ、鰯《いわし》、えび、鰤《ぶり》など。酒粕や米麹、納豆などの発酵食品もからだを温める性質があります。

　温め作用の強い酒粕を使った「根菜の酒粕シチュー」は、調味料は酒粕と塩のみ。豆乳や牛乳なしでも、ちゃんと白濁したシチューになります。ポイントは根菜と酒粕をじっくり時間をかけて炒めること。野菜の甘味や旨味が出て、酒粕独特の匂いやアルコールはしっかり飛ばすことができます。

　温め食材をたっぷり摂って、からだの内側からぽかぽかにして、衣服は着込みすぎない。これがわがやの冬の過ごし方です。風通しのよすぎる古民家なので、外気温との差もほとんどなく吐く息が白くなるほど。あそびに来られた方は震えあがるぐらいですが（笑）、温め食材のおかげで家族みんな風邪知らずです。

［おすすめ食材］

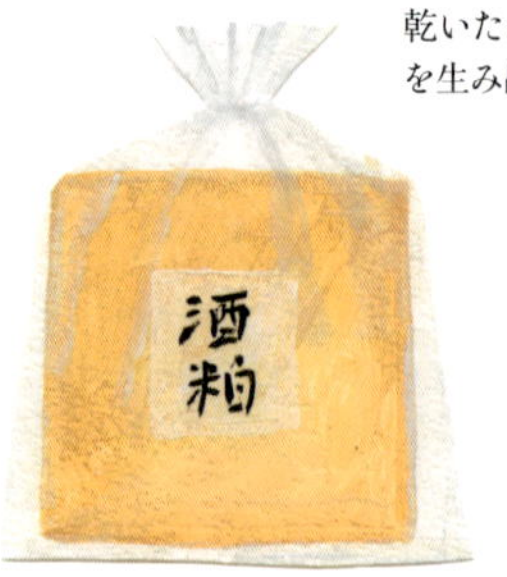

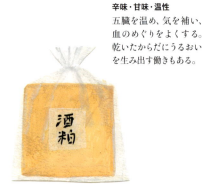

酒粕

辛味・甘味・温性

五臓を温め、気を補い、血のめぐりをよくする。乾いたからだにうるおいを生み出す働きもある。

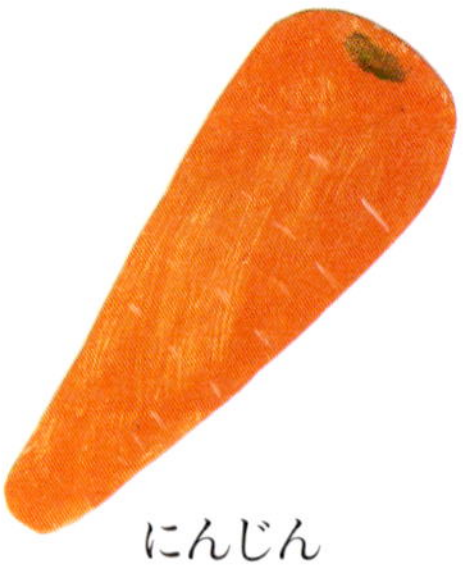

にんじん

甘味・温性

五臓を温め、冷えを改善する。鉄分も多く含むので、貧血予防にも。

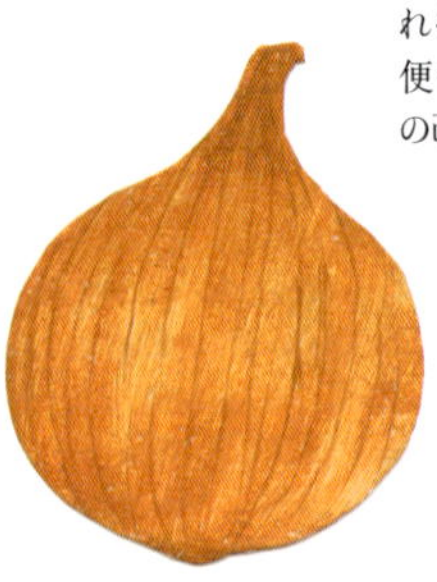

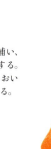

玉ねぎ

辛味・温性

からだを温め、血液の流れをよくする働きがある。便をやわらかくして便秘の改善作用も。

材料（親子3人分）

・里いも…2個
・大根…4cm長さ程度
・れんこん…80g
（1節の半分程度）
・にんじん…50g
（5cm長さ程度）
・さつまいも…80g
（$\frac{1}{3}$本程度）
・玉ねぎ…$\frac{1}{2}$個
・ごま油…大さじ1
・酒粕…大さじ1（30g）
・水…500mℓ
・塩…小さじ1と$\frac{1}{2}$
・上新粉…大さじ1

つくり方

1 里いもは皮をむいて食べやすい大きさに切る。大根、れんこん、にんじん、さつまいもは皮ごと食べやすい大きさに切る。玉ねぎはみじん切りにする。

2 鍋にごま油を入れ、玉ねぎを加えて中弱火でしんなりするまで炒める。根菜を加え、油がまわったら酒粕を加えてさらによく炒める。

3 水と塩を足して根菜がやわらかくなるまで煮込み、同量の水で溶いた上新粉を加えてとろみをつける。

根菜の酒粕シチュー

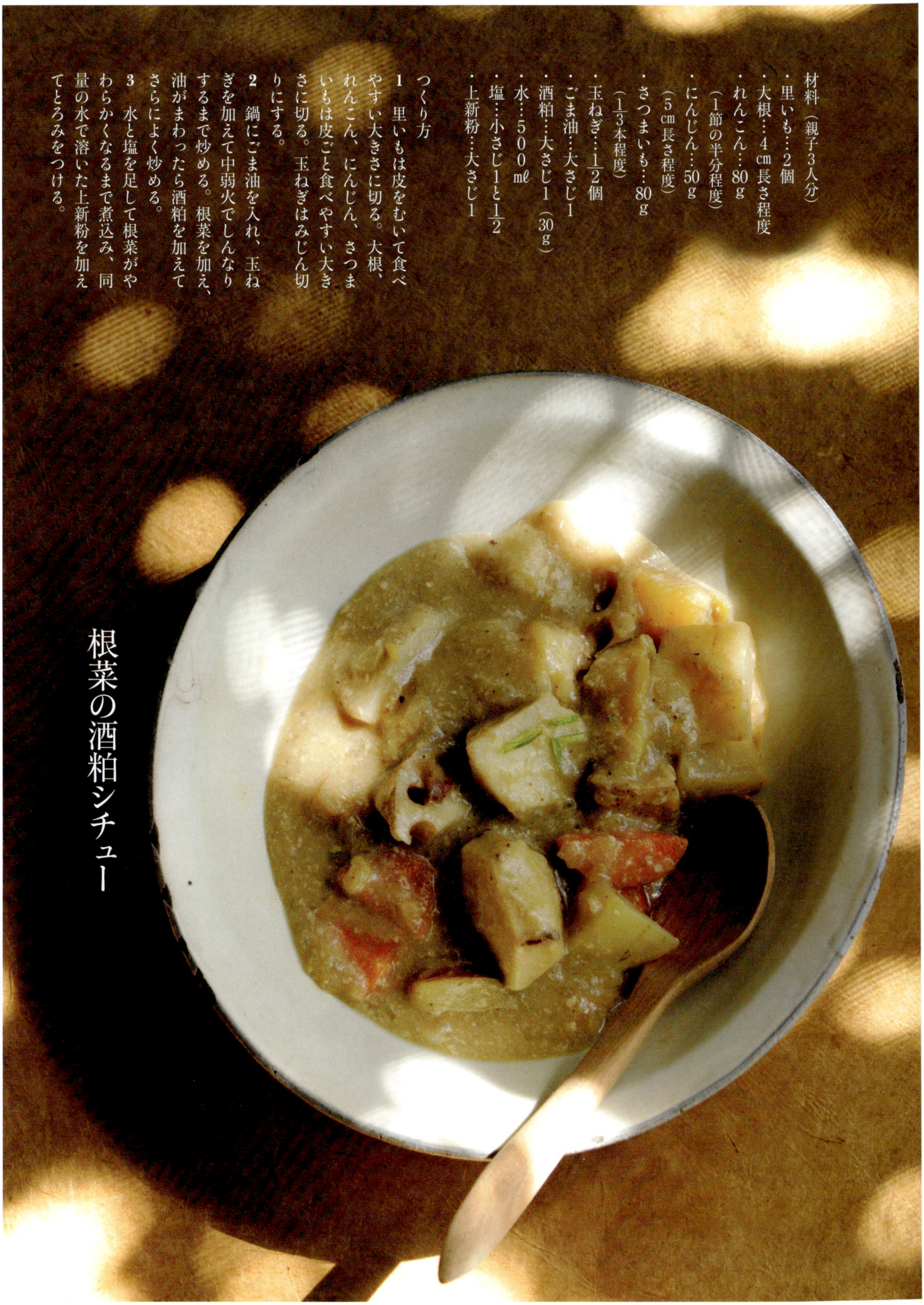

感染症にかかりやすい子に

細菌やウィルスなどの病原体はどこにでも存在し、誰にでも感染する可能性があります。大事なのは感染しても発症しないようにすること。そのカギを握っているのが腸内細菌です。

腸の中には、食べものと一緒に細菌やウィルスなども入ってきます。こうした病原体の侵入を防ぐのも腸の役目。そのために腸内には、じつにからだ全体の約7割の免疫細胞が集まっています。

この腸内の免疫細胞を活性化させるのに、重要な役割を果たしているのが腸内細菌です。なかでも乳酸菌やビフィズス菌などの善玉菌には、腸内を酸性に保って病原菌の増殖を防いだり、腸管の免疫細胞を刺激して活性化する働きがあります。つまり、腸内の善玉菌が元気に働いていれば、からだ全体の免疫力が高まり、インフルエンザなどの感染症にもかかりにくくなるわけです。実際に、抗生物質を飲ませて腸内細菌を減らしたマウスでは、インフルエンザウイルスに感染した後の免疫反応が弱くなるそうですから、「菌様」の力は偉大です。

腸内環境を整えるのに役立つもののひとつが味噌、ぬか漬け、納豆、塩麹、甘酒などの発酵食品です。また、オリゴ糖や食物繊維も、善玉菌の格好のえさとなって活性化します。

「納豆ロールキャベツ」は、オリゴ糖の豊富なキャベツと玉ねぎ、そして納豆を組み合わせたもの。刻んだ野菜と納豆を、すりおろしたれんこんでつなぎ、キャベツで巻いてことこと煮込むのですが、納豆菌は熱にも強いので安心。納豆の風味がしみわたって、クセになる味わいですよ。もちもちねっとりで、ボリュームも満点です。

[おすすめ食材]

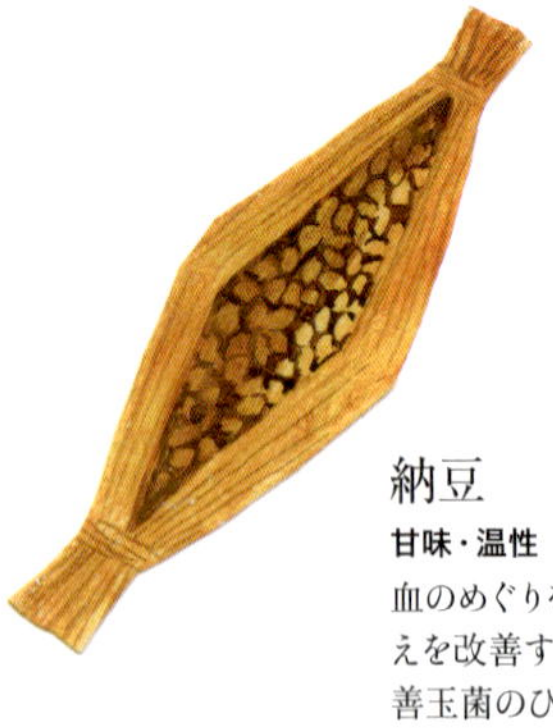

納豆
甘味・温性
血のめぐりをよくして、冷えを改善する作用がある。善玉菌のひとつである納豆菌の働きで、腸内環境を整える。

キャベツ
甘味・寒性
キャベジンとも呼ばれるビタミンUが胃の働きを整える。善玉菌のえさになるオリゴ糖が豊富。

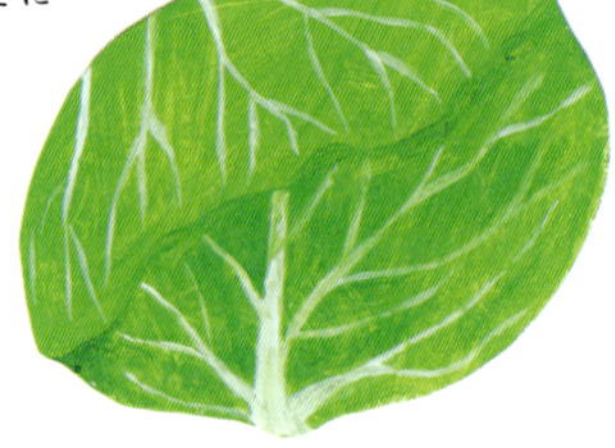

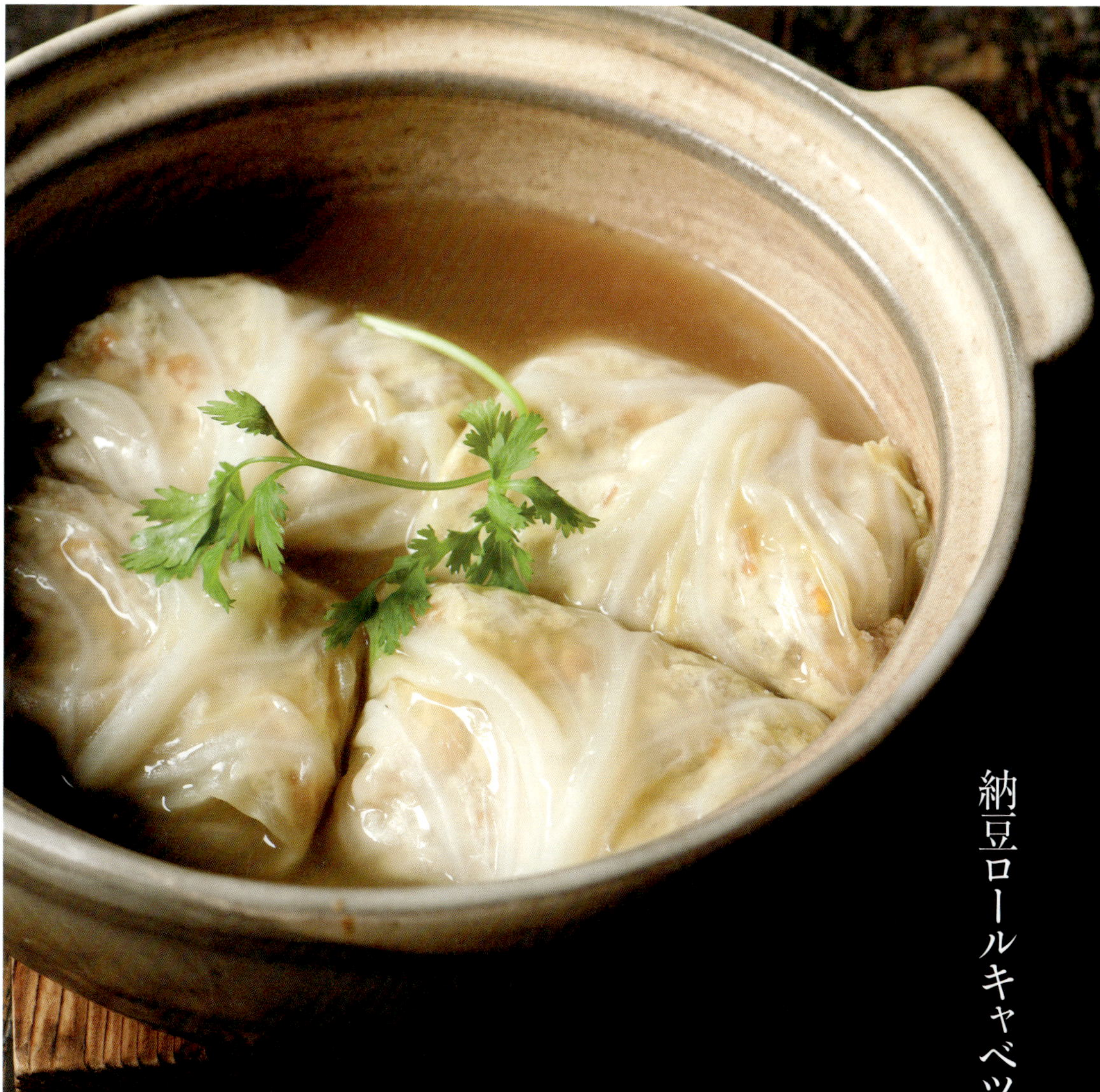

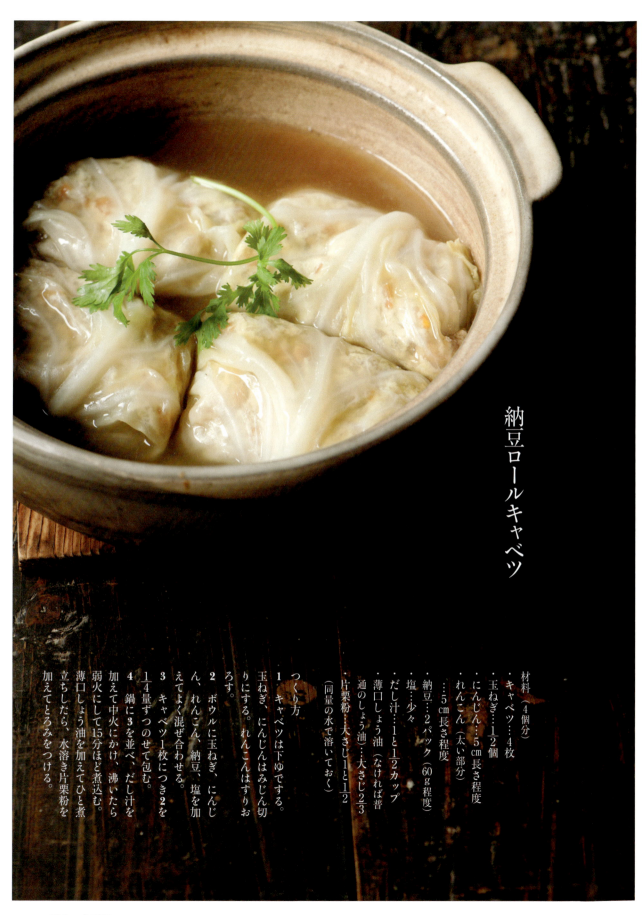

納豆ロールキャベツ

材料（4個分）
・キャベツ…4枚
・玉ねぎ…1/2個
・にんじん…5cm長さ程度
・れんこん（太い部分）
…5cm長さ程度
・納豆…2パック（60g程度）
・塩…少々
・だし汁…1と1/2カップ
・薄口しょう油（なければ普通のしょう油）…大さじ2/3
・片栗粉…大さじ1と1/2
（同量の水で溶いておく）

つくり方
1 キャベツは下ゆでする。玉ねぎ、にんじんはみじん切りにする。れんこんはすりおろす。
2 ボウルに玉ねぎ、にんじん、れんこん、納豆、塩を加えてよく混ぜ合わせる。
3 キャベツ1枚につき**2**を1/4量ずつのせて包む。
4 鍋に**3**を並べ、だし汁を加えて中火にかけ、沸いたら弱火にして15分ほど煮込む。薄口しょう油を加えてひと煮立ちしたら、水溶き片栗粉を加えてとろみをつける。

寒さからくる不調に

朝晩の冷え込みが厳しくなる、冬本番。冬の寒さは「寒邪《かんじゃ》」という「邪気」となってからだに侵入して全身を冷やし、風邪や冷え、関節の痛み、腹痛、下痢、食欲不振、咳や鼻水などの症状を招きます。寒邪に負けずに冬を乗り切るには、からだを温めることと、「腎」を養うこと。腎は生命エネルギーを蓄える場所ですが、冷えをもっともきらい、寒邪によって働きが低下しやすくなります。中医学では、腎は全身の免疫をつかさどると考えるため、その働きが弱ると、風邪や感染症をはじめ、さまざまな不調を起こしやすくなるのです。

また、大人の場合はホルモン分泌が低下したり、骨や歯が弱くなったり、頻尿になったりと老化を促進することに。反対に、腎の働きが旺盛であれば、生命力も強く、元気に冬を乗り切れるのです。

最近は、おせち料理をつくらない家庭も増えているようですが、おせちは腎を養うのに最適で、寒い冬に食べるのにふさわしいパワーを秘めています。昆布巻き、黒豆煮、田づくり、たたきごぼう、なます、栗きんとんと、定番のおせち料理のメニューを思い浮かべてみてください。昆布、黒豆、鰯《いわし》、ごぼう、栗など、いずれも腎の働きを補う代表的な食材が使われています。年のはじめから腎を養う食材をたっぷり摂ることで、「寒さに負けずに気力体力ともに充実して過ごしましょう」という、ご先祖様の知恵が込められているのです。

そこで、おせち料理の定番「松風」を、腎を養うごぼうと山いもでつくりました。固いごぼうの繊維質もすりおろしているので、ちいさな子どもでも食べやすく、ごぼうの旨味がよくにじみ出ています。ぜひ、おせち料理の新しい味として加えてみてください。

[おすすめ食材]

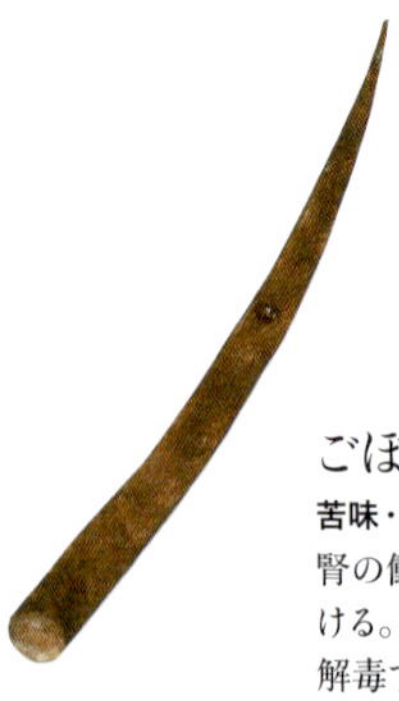

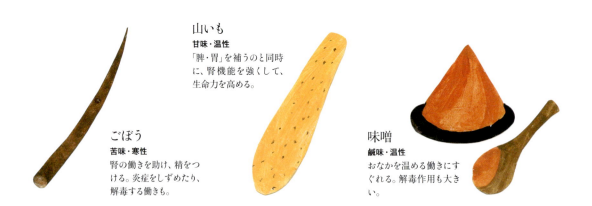

ごぼう

苦味・寒性

腎の働きを助け、精をつける。炎症をしずめたり、解毒する働きも。

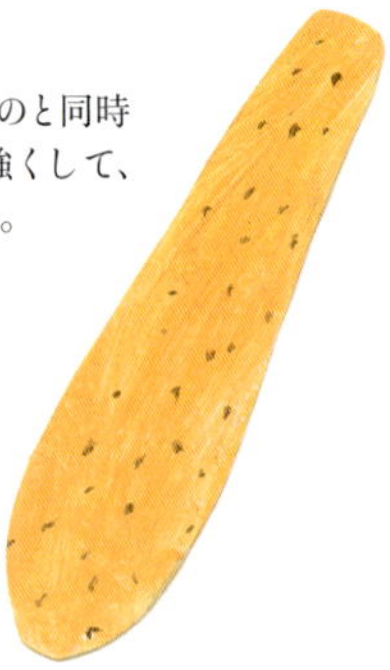

山いも

甘味・温性

「脾・胃」を補うのと同時に、腎機能を強くして、生命力を高める。

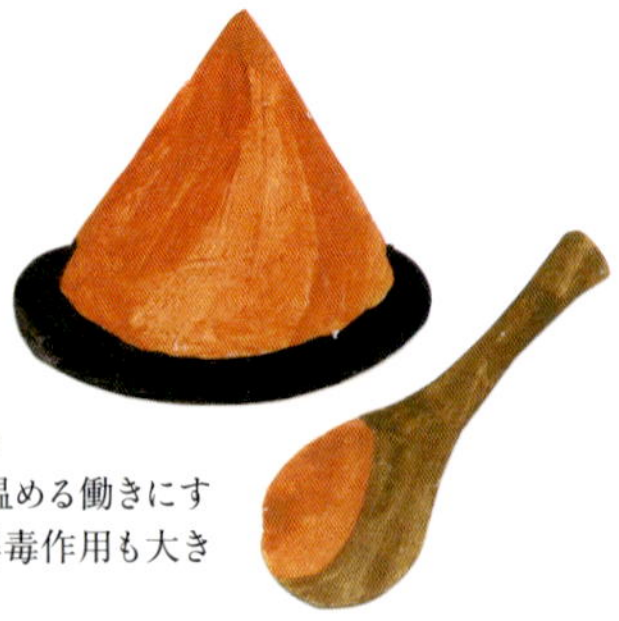

味噌

鹹味・温性

おなかを温める働きにすぐれる。解毒作用も大きい。

ごぼうと山いもの松風

材料（つくりやすい分量）

・ごぼう…150g（1本程度）
・山いも…80g（1/6本程度）
・塩…少々
・白味噌…大さじ1
・みりん…大さじ1
・しょうがのすりおろし…少々
・ごま油…適量
・お好みで青海苔、けしの実…適量

つくり方

1　ごぼうは半分をすりおろし、半分はみじん切りにする。山いもはすりおろす。

2　**1**をボウルに入れ、塩、白味噌、みりん、しょうがのすりおろしを加えてよく混ぜ合わせる。

3　フライパンにごま油をひき、**2**を流し入れて平らにのばし、中弱火で4〜5分焼いて裏返す。反対側も同様に焼き色をつけ、食べやすい大きさに切る。お好みで煮切ったみりん（分量外）をぬって、青海苔やけしの実を飾る。

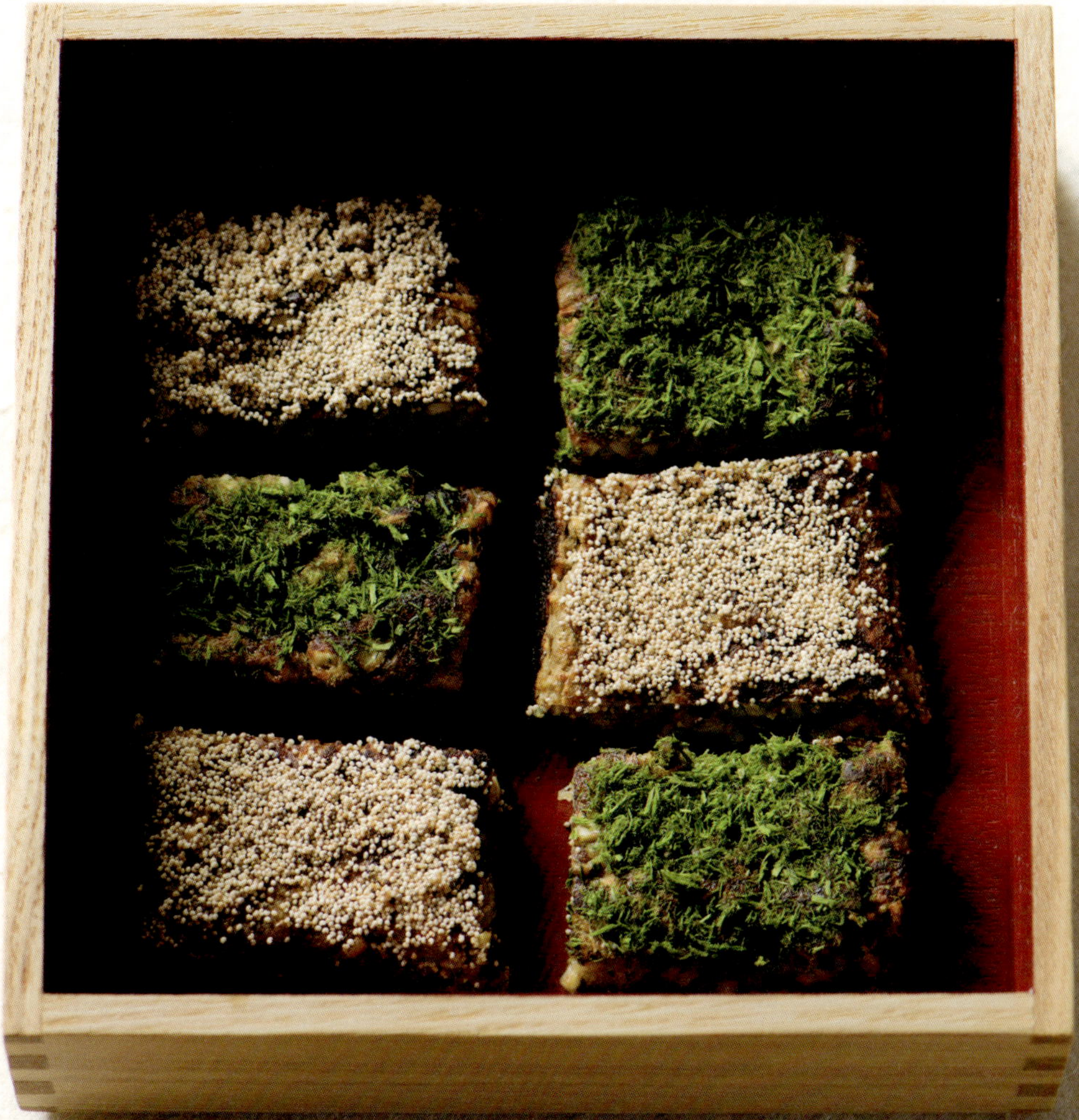

噛むのが苦手な子に

からだの第一防御システムである口の中の免疫を担っているのは、唾液です。唾液にはリゾチームなどの抗菌物質が含まれ、病原菌を殺菌したり、粘性のタンパク質が菌を取り込んで撃退してくれます。だから、口の中はつねに唾液でうるおっていることが健康のかなめ。ところが、最近は唾液の少ない子が増えていると言われます。離乳食教室に来るあかちゃんを見ていても、よだれの少ない子が多いなと感じます。噛むのがきらいな子、やわらかいものばかりを好む子が増えているのも一因とされます。

　唾液はあごをしっかり動かして噛むことで、唾液腺が刺激されて分泌されます。唾液腺の数は3歳までに一気に増えると言われますから、それまではとくに意識して噛む工夫をしたいものです。

　唾液の分泌をしっかり促すためにも、よく噛む食事を取り入れましょう。たとえば、「切り干し大根としらたきのカレー風味きんぴら」はいかがでしょうか。乾物やきのこは繊維質が多いので、よく噛まないと飲み込めません。しらたきも長いので歯で噛み切る必要があります。噛むのがきらいな子も、カレー風味にすれば、食べやすいでしょう。

　離乳食の場合も、わたしは食材をつぶさないで、歯茎でつぶせるぐらいにやわらかく蒸して固形のまま食べさせることをすすめています。歯は生えていなくても、あごや舌をしっかり使うことで、唾液の分泌を促すことになるからです。

　唾液の多いお口を手に入れれば、しめたもの。生涯にわたって免疫がよく働いて病気にかかりにくいからだをつくることができます。また、唾液は消化の一助となっていますから、胃腸の働きも助けてくれます。強いからだをつくるためにもよく噛んでいただきましょう。

［おすすめ食材］

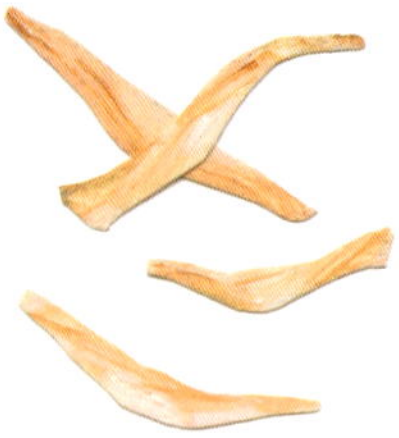

切り干し大根

辛味・温性

大根を干すことで、温性になり、カルシウム、ビタミンB、食物繊維といった栄養価も生の10倍以上、アップする。

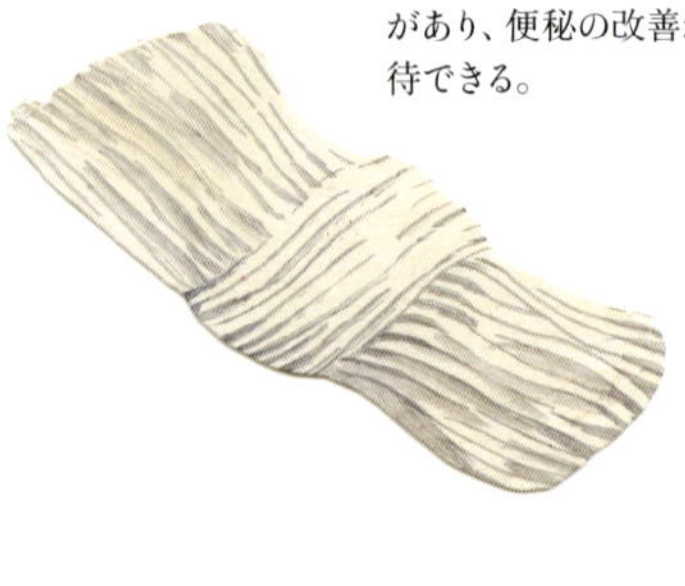

しらたき

辛味・涼性

こんにゃくの主成分であるグルコマンナンに腸の老廃物を排出する働きがあり、便秘の改善が期待できる。

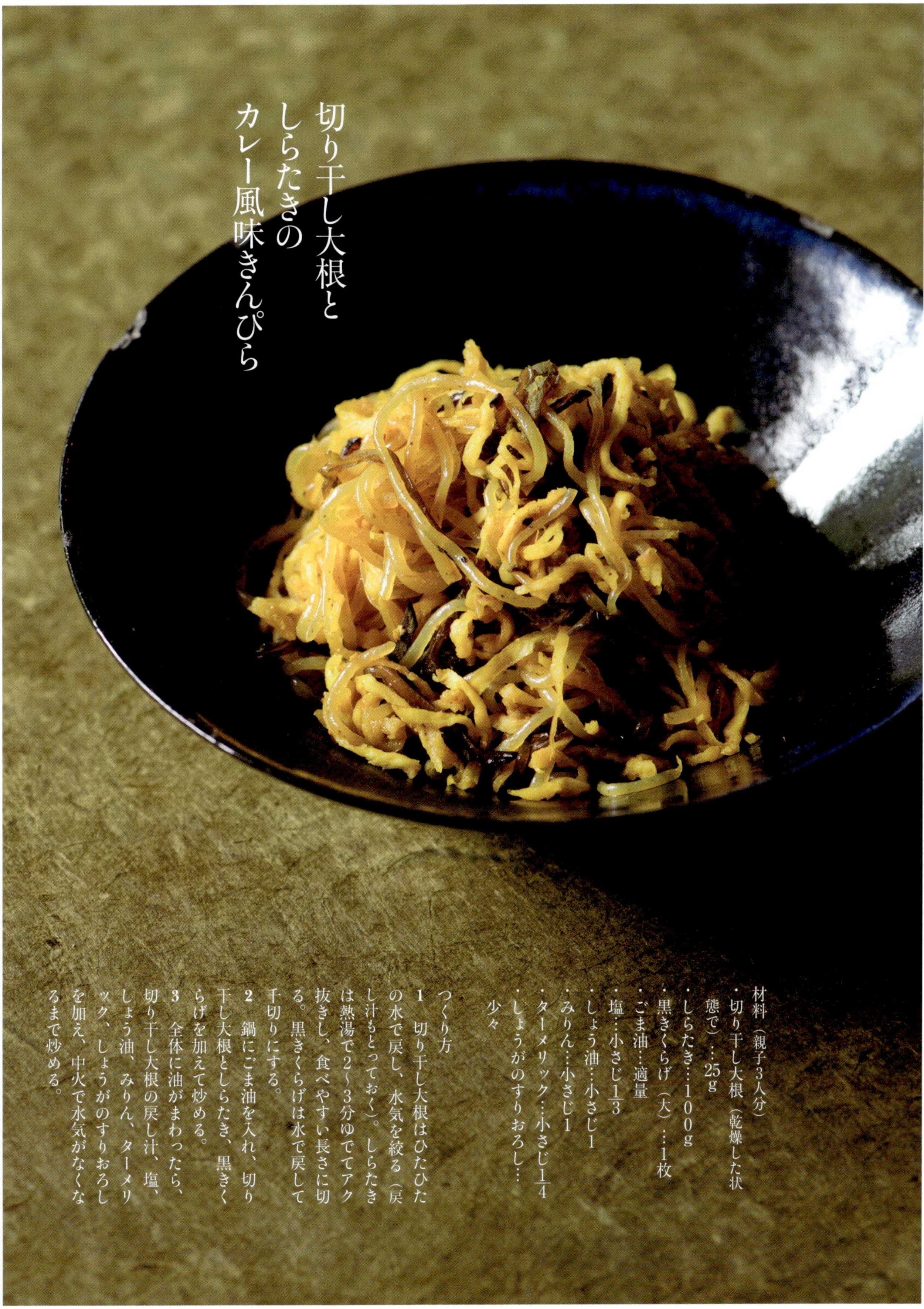

切り干し大根としらたきのカレー風味きんぴら

材料（親子3人分）

- 切り干し大根（乾燥した状態で）…25g
- しらたき…100g
- 黒きくらげ（大）…1枚
- ごま油…適量
- 塩…小さじ1/3
- しょう油…小さじ1
- みりん…小さじ1
- ターメリック…小さじ1/4
- しょうがのすりおろし…少々

つくり方

1　切り干し大根はひたひたの水で戻し、水気を絞る（戻し汁もとっておく）。しらたきは熱湯で2〜3分ゆでてアク抜きし、食べやすい長さに切る。黒きくらげは水で戻して千切りにする。

2　鍋にごま油を入れ、切り干し大根としらたき、黒きくらげを加えて炒める。

3　全体に油がまわったら、切り干し大根の戻し汁、塩、しょう油、みりん、ターメリック、しょうがのすりおろしを加え、中火で水気がなくなるまで炒める。

花粉症の子に

早いひとでは2月のはじめからグズグズ、クシュクシュとはじまる花粉症。年々患者数が増え、とくに最近は、小児期からの発症が目立つと言われます。花粉のタンパク質が体内に侵入することで、免疫が過剰に反応して起こるアレルギーの一種で、免疫の働きのみだれが原因とされます。中医学でも、からだの防衛力の低下が根本原因とされるため、何よりも免疫を正常に保つことが大切。そこで役立つのが乳酸菌です。乳酸菌は免疫反応を正常化して、アレルギー症状を抑えることが多くの実験でわかっています。

乳酸菌といえばヨーグルトを思い浮かべるひとも多いと思いますが、動物性の乳酸菌は胃酸でほとんどが死滅します。また、冷たいので胃腸を冷やし、乳糖や脂肪分が日本人には消化の負担となることがあります。それよりも、冬が旬の青菜を発酵させた塩漬けで、乳酸菌を摂ってはいかがでしょう。小松菜や高菜、ターツァイ、チンゲンサイ、水菜など、あくのない青菜はなんでも塩漬けして、手軽に乳酸発酵させることができます。これを厚揚げと炒めるだけで旨味たっぷりの一品に。炒飯に加えたり、豚肉や鶏肉と炒めればボリュームも満点。塩漬けは酸味や旨味が強いので、ほかの味つけは必要ありません。乳酸発酵した味は、好きな子も多いと思いますよ。

べったら漬け、白菜漬け、高菜漬け、たくあん……と、冬はとにかく漬けもののおいしい季節。カビの心配も少なく、低温でじっくり発酵するのでとびきりおいしくなります。

わたし自身、かつてはひどい花粉症でしたが、ここ何年もほとんど症状が出なくなりました。これも一年中乳酸菌にまみれているおかげでしょうか。花粉症は一生つきあうものではなく予防できるもの。とくに冬の間からの準備が大切です。

[おすすめ食材]

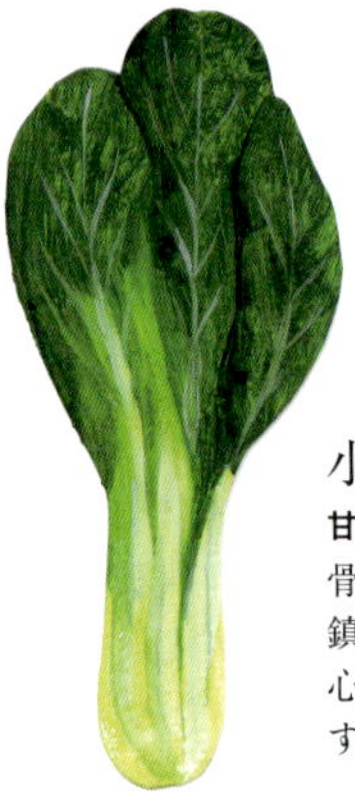

小松菜

甘味・涼性

骨や歯をつくり、消炎、鎮静、解熱作用のほか、心臓や脳の働きを調整するカルシウムが豊富。

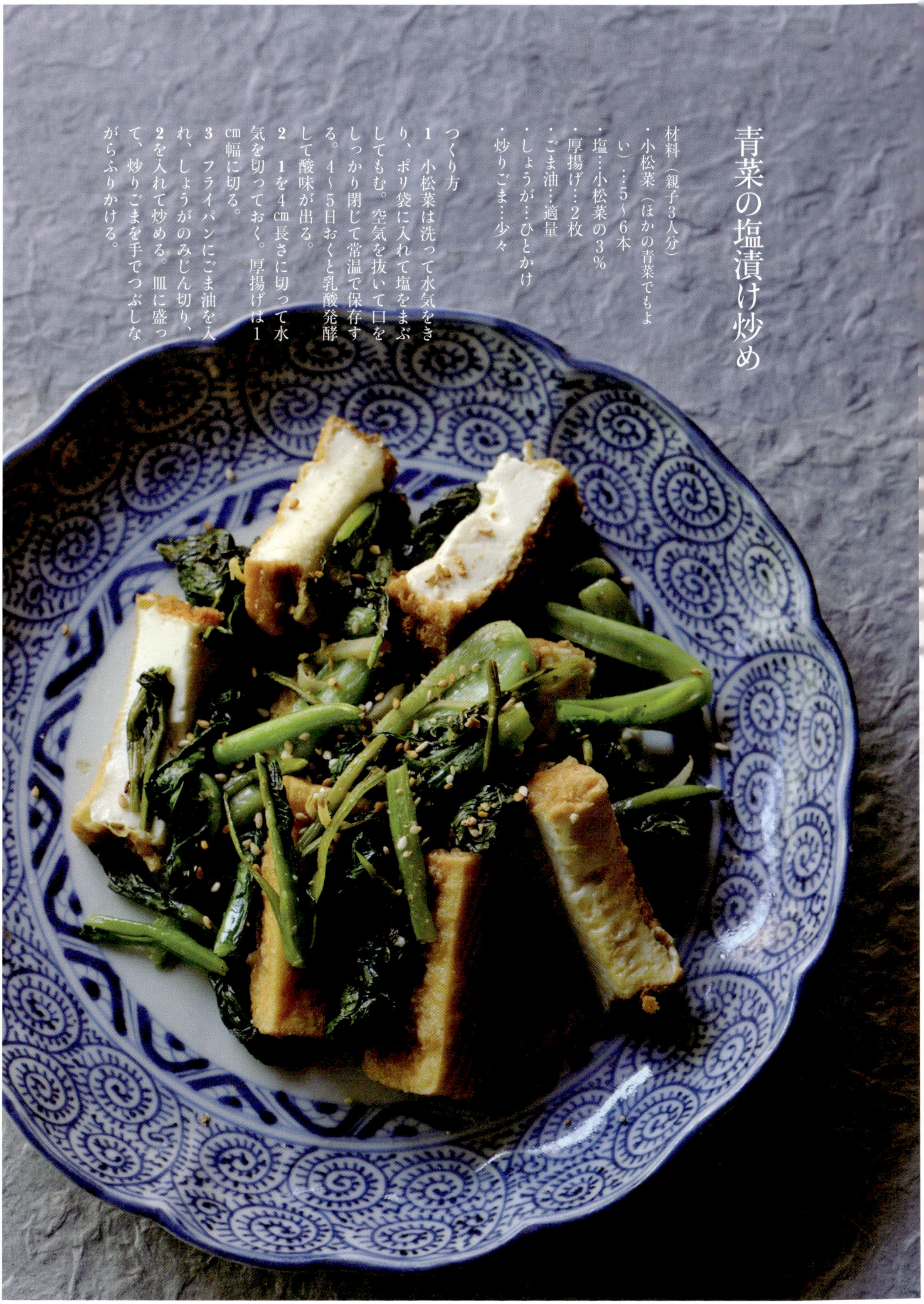

青菜の塩漬け炒め

材料（親子3人分）

・小松菜（ほかの青菜でもよい）…5～6本
・塩…小松菜の3％
・厚揚げ…2枚
・ごま油…適量
・しょうが…ひとかけ
・炒りごま…少々

つくり方

1 小松菜は洗って水気をきり、ポリ袋に入れて塩をまぶしてもむ。空気を抜いて口をしっかり閉じて常温で保存する。4～5日おくと乳酸発酵して酸味が出る。

2 **1**を4cm長さに切って水気を切っておく。厚揚げは1cm幅に切る。

3 フライパンにごま油を入れ、しょうがのみじん切り、**2**を入れて炒める。皿に盛って、炒りごまを手でつぶしながらふりかける。

冬のおやつ

元気や若さをつくり出す「腎」の働きを高め、
「気」を補う食材で、
冬の寒さを乗り切りましょう。

冬は寒さの影響で、「腎」の働きが低下しやすい季節。腎は生命エネルギーである「気」を貯蔵しておく場所ですから、腎が弱ると「元気」や「やる気」がなくなったり、免疫力が低下しやすくなったりします。おやつにも、腎を補う食材や気を補う食材を取り入れて、風邪やインフルエンザなどの感染症から身を守るようにしましょう。

山いもやくるみは、代表的な腎を補う食材で、おやつにも利用しやすいと思います。

山いもを使ったおやつといえば、薯蕷《じょうよ》まんじゅう。すりおろした山いもを、空気を含ませるようにふんわりと混ぜるのがポイントで、蒸し上がったおまんじゅうの皮は、ふっくらふわっとしたやさしい食感に仕上がります。中の餡は、さつまいもやかぼちゃなどをすりつぶしたものでもおいしいですよ。わたしはできるだけ甘味を控えたいので、皮には甘味料を使っていませんが、少しはちみつを加えると、時間が経ってもやわらかくいただけます。

くるみもいろいろ使えますが、わたしのお気に入りは、ゆべし。白玉粉を練って粘りを出し、くるみや味噌などを加えて固めたものがゆべしで、白玉粉もくるみも味噌もからだを温める性質ですから、冬に食べるのにぴったり。練り加減で固さを調整できるので、やわらかめに仕上げるとキャラメルのようになります。

りんごも冬のおやつにおすすめ。水溶性の食物繊維アップルペクチンは、腸内の悪玉菌を抑制する力が強いため、腸内環境を整えて、免疫力を発揮するのに有効です。アップルペクチンは加熱するとより効果が高まるため、煮詰めて使うとよいでしょう。

薯蕷《じょうよ》饅頭

山いもは、消化がよくて、
元気が出る食材の代表選手。
おやつにも手軽に取り入れて、
風邪を撃退しましょう。
皮がやわらかい蒸したてを
ぜひほおばって！

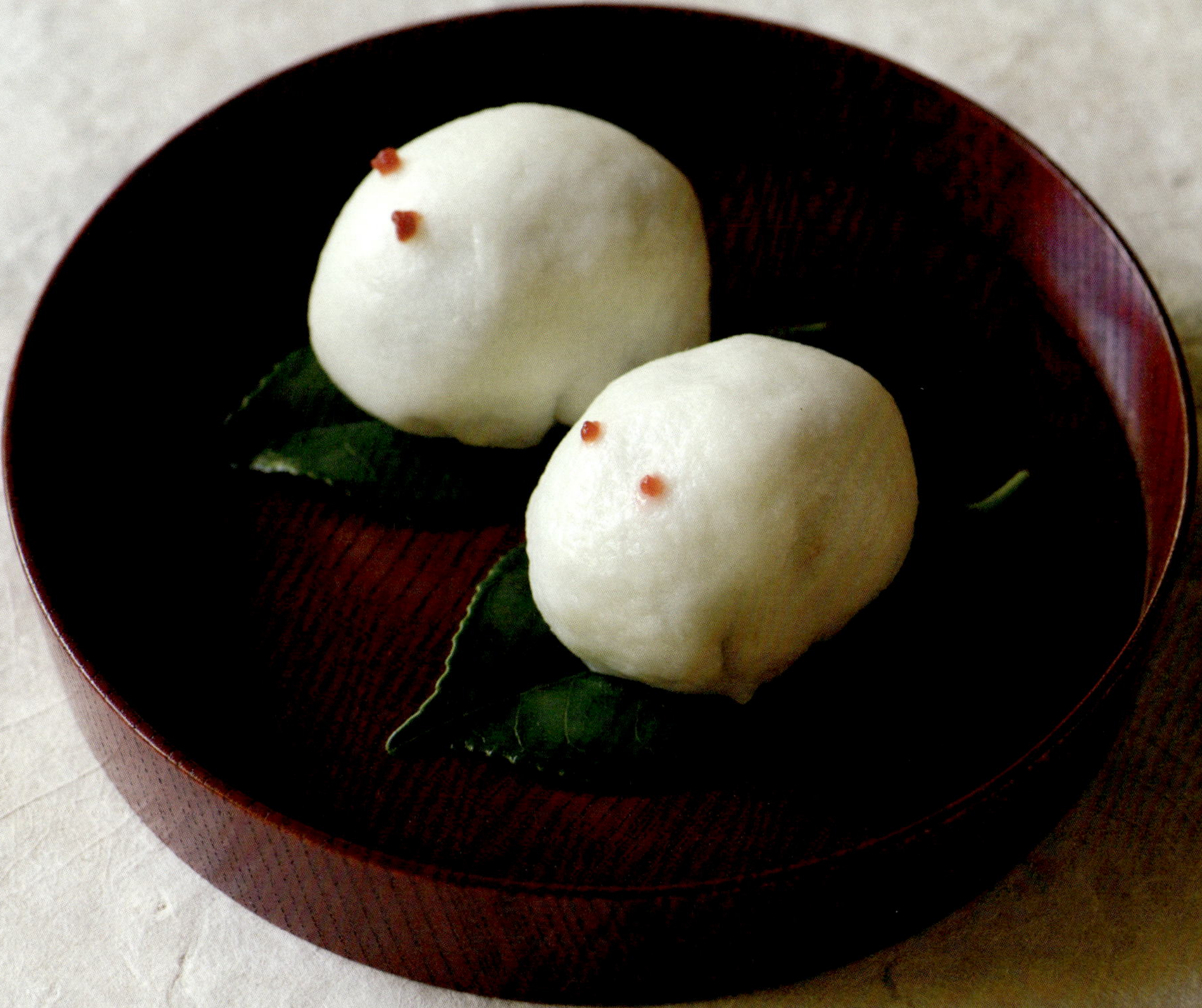

材料（3個分）

・干し柿あんこ（つくり方はP27）…30g×3個
・山いも…60g（$\frac{1}{8}$本程度）
・上新粉…45g
・ねり梅や梅酢（絵付け用）…お好みで適量

つくり方

1 干し柿あんこは丸めておく。山いもはすりおろし、すりばちで空気を含ませるようにしながらよく混ぜる。

2 ボウルに上新粉を入れ、山いもを加えて、粉を折り込むようにしながらよく混ぜ合わせる。生地がプチンと切れるぐらいまで手でよく練る。

3 生地を3分の1ずつ手に取って平らに伸ばし、干し柿あんこを包んで丸める。

4 蒸気のあがった蒸し器にさらしやクッキングシートを敷き、**3**を並べて、霧吹きで酢水（分量外。水カップ$\frac{1}{2}$に酢小さじ少々）を吹きかけ、中火で10分ほど蒸す。お好みで、ねり梅で模様を描く。

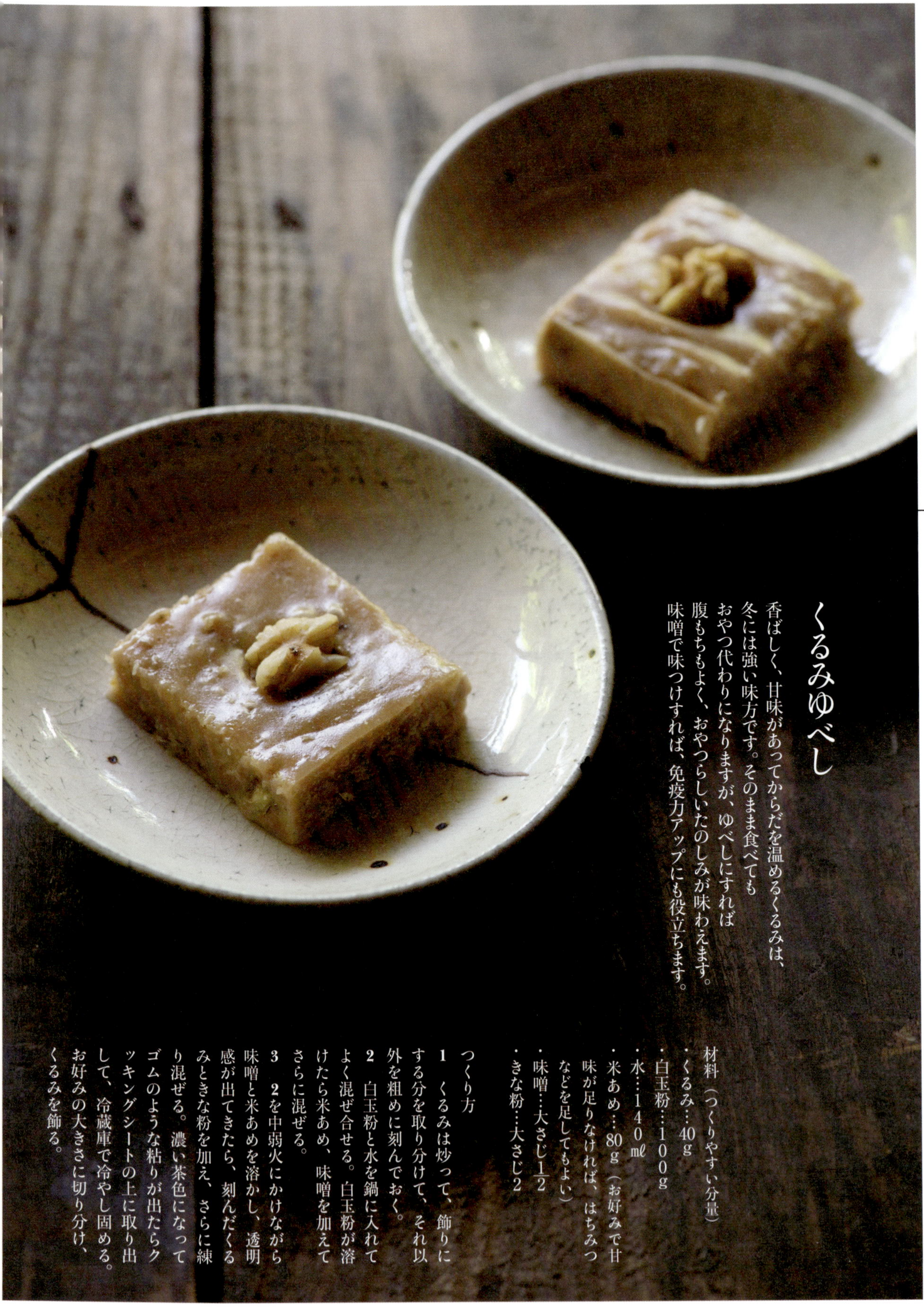

くるみゆべし

香ばしく、甘味があってからだを温めるくるみは、冬には強い味方です。そのまま食べてもおやつ代わりになりますが、ゆべしにすれば腹もちもよく、おやつらしいたのしみが味わえます。味噌で味つけすれば、免疫力アップにも役立ちます。

材料（つくりやすい分量）

・くるみ…40g
・白玉粉…100g
・水…140㎖
・米あめ…80g（お好みで甘味が足りなければ、はちみつなどを足してもよい）
・味噌…大さじ$1\frac{1}{2}$
・きな粉…大さじ2

つくり方

1 くるみは炒って、飾りにする分を取り分けて、それ以外を粗めに刻んでおく。

2 白玉粉と水を鍋に入れてよく混ぜ合せる。白玉粉が溶けたら米あめ、味噌を加えてさらに混ぜる。

3 2を中弱火にかけながら味噌と米あめを溶かし、透明感が出てきたら、刻んだくるみときな粉を加え、さらに練り混ぜる。濃い茶色になってゴムのような粘りが出たらクッキングシートの上に取り出して、冷蔵庫で冷やし固める。お好みの大きさに切り分け、くるみを飾る。

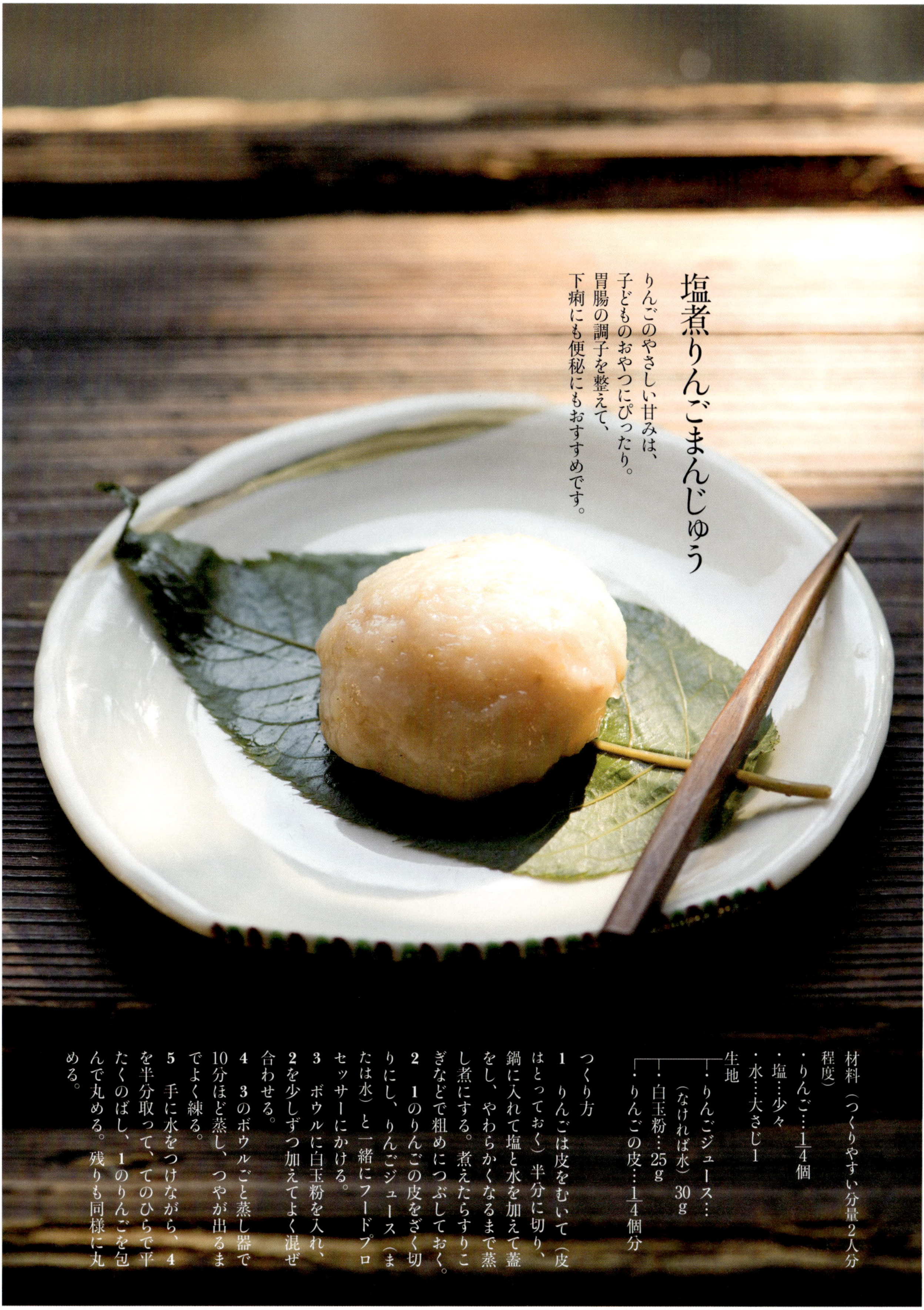

塩煮りんごまんじゅう

りんごのやさしい甘みは、子どものおやつにぴったり。胃腸の調子を整えて、下痢にも便秘にもおすすめです。

材料（つくりやすい分量2人分程度）
・りんご…1/4個
・塩…少々
・水…大さじ1

生地
・りんごジュース…（なければ水）30g
・白玉粉…25g
・りんごの皮…1/4個分

つくり方

1 りんごは皮をむいて（皮はとっておく）半分に切り、鍋に入れて塩と水を加えて蓋をし、やわらかくなるまで蒸し煮にする。煮えたらすりこぎなどで粗めにつぶしておく。

2 **1**のりんごの皮をざく切りにし、りんごジュース（または水）と一緒にフードプロセッサーにかける。

3 ボウルに白玉粉を入れ、**2**を少しずつ加えてよく混ぜ合わせる。

4 **3**のボウルごと蒸し器で10分ほど蒸し、つやが出るまでよく練る。

5 手に水をつけながら、**4**を半分取って、てのひらで平たくのばし、**1**のりんごを包んで丸める。残りも同様に丸める。

もっと、薬膳にできること①

子どものための朝ごはん

消化や排泄を促して、頭もからだも軽快に！

薬膳では、朝は「排泄の時間」。人間が、食べものを完全に消化・吸収・排泄するには、およそ18時間かかると言われます。夕食から朝食まではたいてい12時間ぐらいですから、朝はまだ排泄に向けて消化活動の真っ最中。そこにどっさりと朝ごはんが入ってきたら、胃腸は休む間もなく働き続けることになるわけです。

胃腸の未熟なちいさな子どもは、とくに消化に負担がかかることに。消化できない食べものの残りかすが腸内に残ると、腐敗して毒素をつくり、便秘や下痢、臭いおならの原因になります。腸管から毒素が吸収されると、全身をまわって最終的に皮膚から排出しようとします。湿疹やアレルギーなどの皮膚症状は、毒素を排出するための反応でもあるのです。

「朝ごはんはしっかり食べよう」「脳の栄養となるブドウ糖を摂ろう」と、よく言われますが、朝は「入れることよりも出すこと」に力を注ぐことが大切。朝しっかり食べないから、ボーッとして先生の話が耳に入らないのではなく、消化にエネルギーを使っているから、ほかのことが頭に入らないのではないでしょうか。

とはいえ、育ちざかりの子どもが朝食抜きにしたら昼まではまずもちません。胃腸に負担をかけることなく、ある程度おなかも満たすには、消化や排泄を促すようなものを摂るのがおすすめです。納豆や味噌、漬けものなどの発酵食品は朝ごはんにぴったりです。消化がよいうえ、たんぱく質や糖質、ビタミン、ミネラルなども補給できます。毎日朝ごはんとして継続的に摂ることで、腸内の善玉菌の活動を活性化して腸内環境も整います。山いもやかぶ、大根など消化酵素の多いものも、消化吸収を助けてくれます。

また、お米は分づき米や胚芽米がおすすめです。わがやでは1歳を過ぎた頃から「胚芽米」を食べているので、今回のレシピはすべて胚芽米を使用しています。白米や分づき米に変えても同じようにつくれますが、白米だと栄養価が低いので（お米の栄養の5％程度しか残っていないので）、1歳を過ぎたら、胚芽米か分づき米（五分づきくらい）にするといいでしょう。玄米は消化がよくないので、子どもにはおすすめしません。ごはんは雑炊やお粥、とろろや餡をかけたりして、消化のしやすい調理法にするのもいいでしょう。

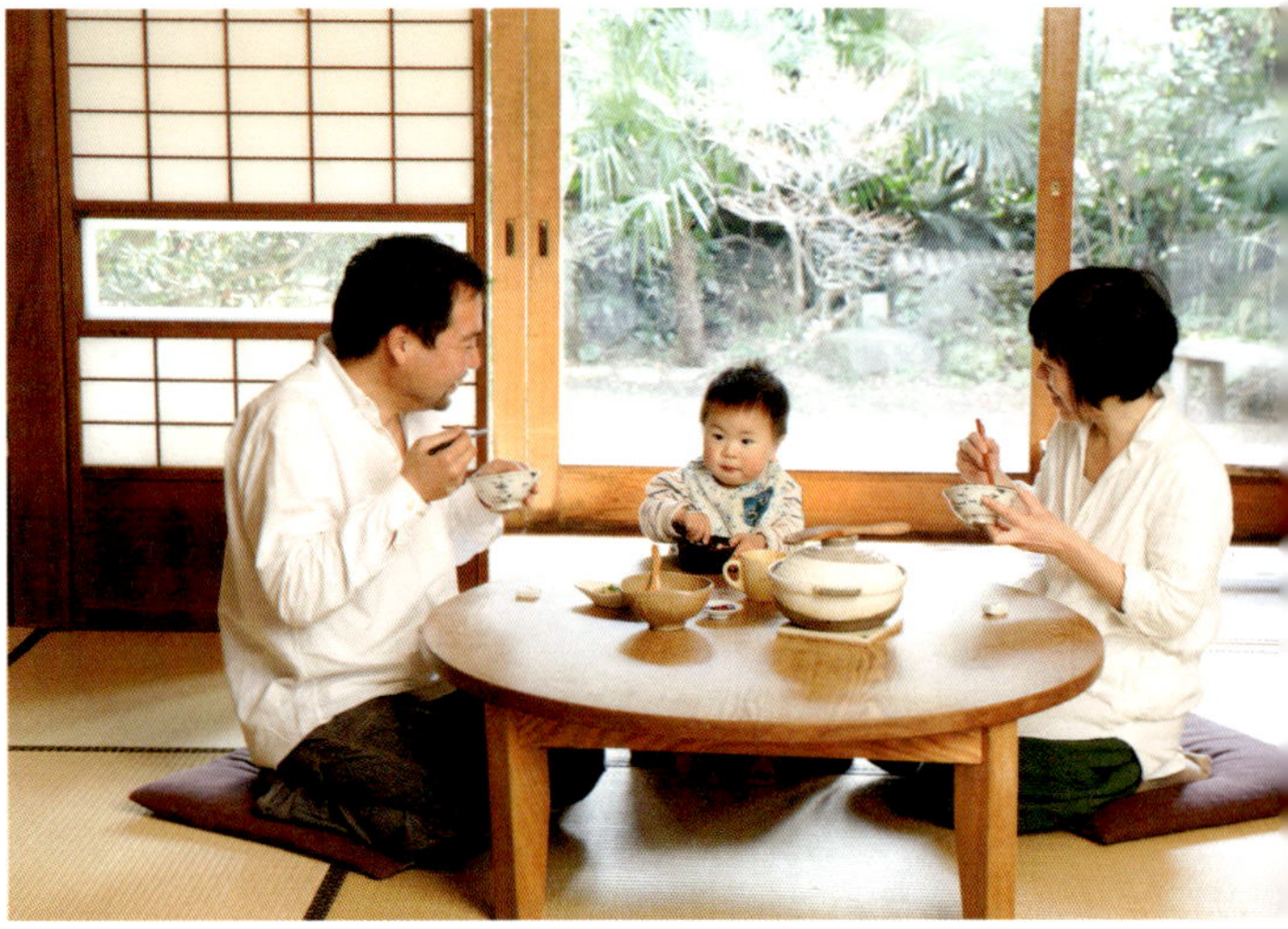

朝ごはんにおすすめの食材

消化のよいもの

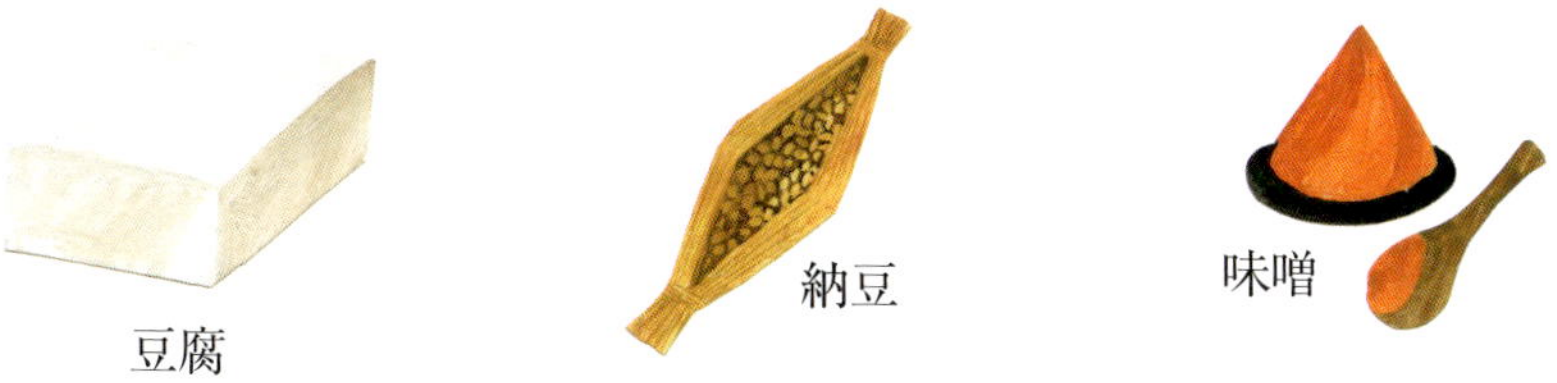

消化・吸収を助けるもの

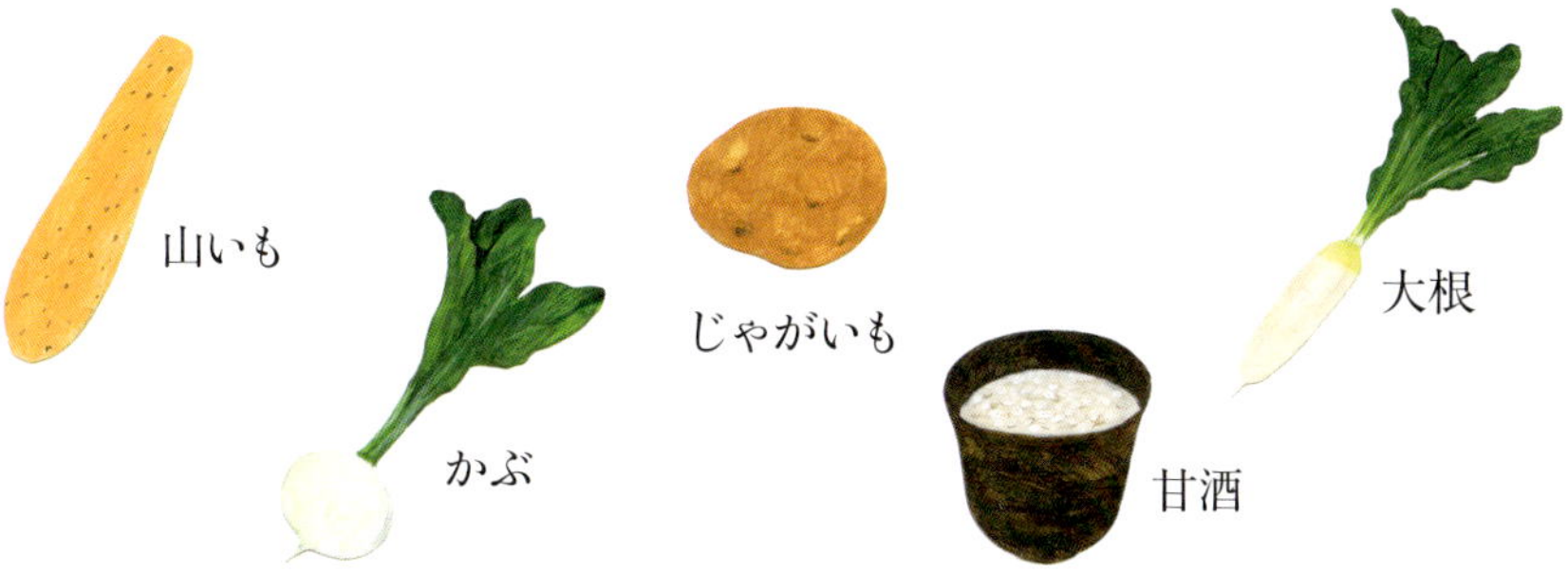
山いも
かぶ
じゃがいも
甘酒
大根

解毒・排泄を促すもの

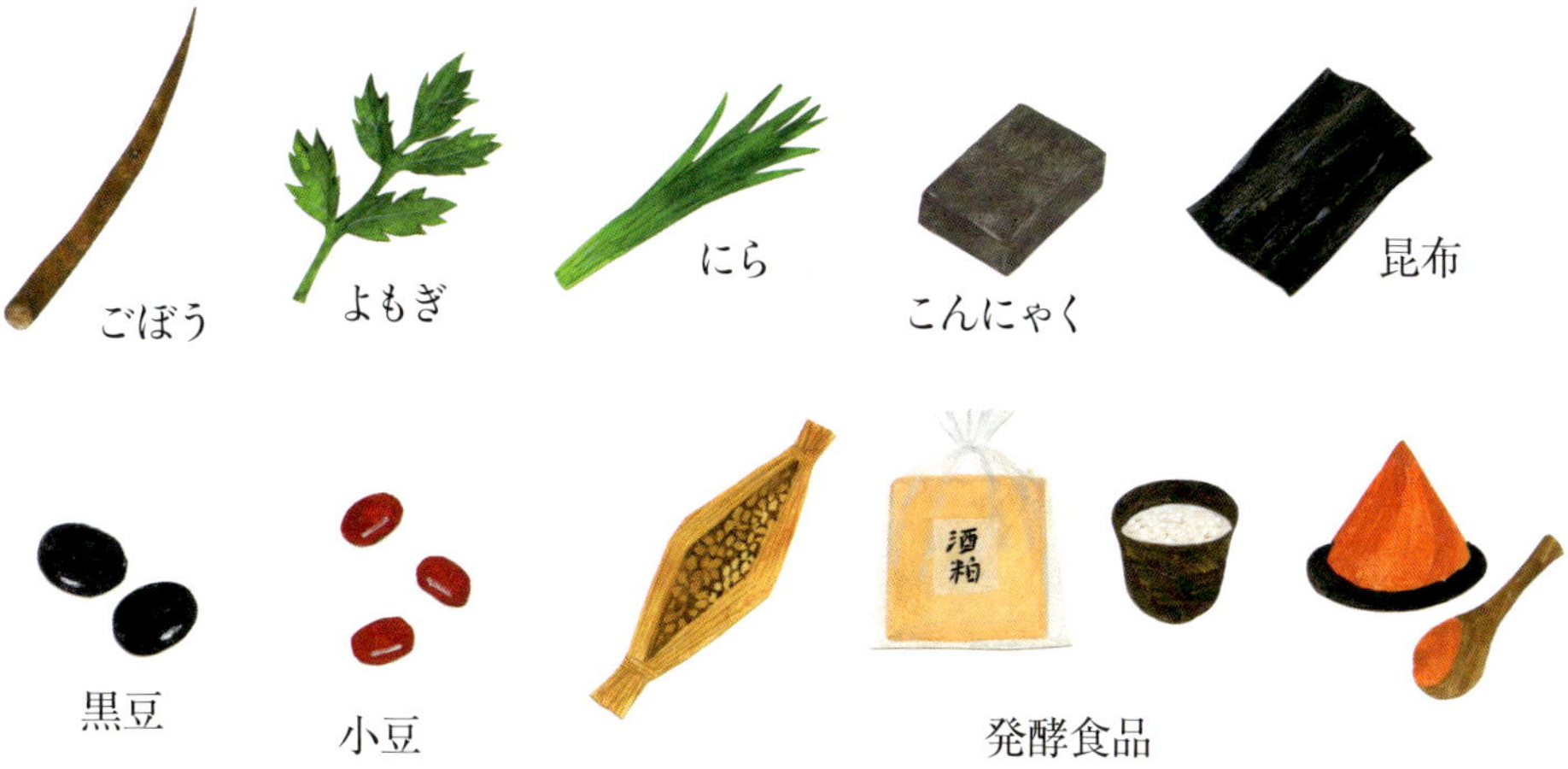
ごぼう
よもぎ
にら
こんにゃく
昆布
黒豆
小豆
酒粕
発酵食品

元気をつけてくれるもの

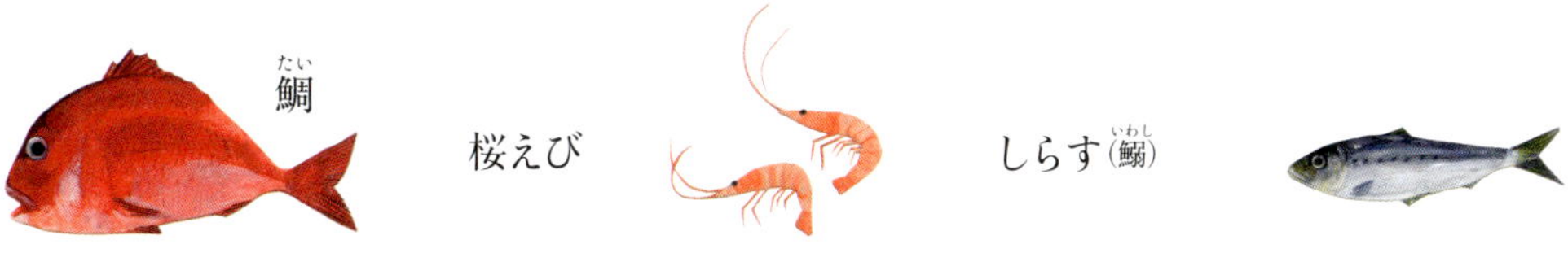
鯛《たい》
桜えび
しらす（鰯《いわし》）

じゃがいものとろとろごはん

アクの強い山いもの代わりに、子どもも食べやすいじゃがいもの粘りを使ってとろろに。

じゃがいもは胃の働きをよくして、子どもの未熟な消化吸収を助けます。

ごはんにビタミン、ミネラルの豊富な雑穀を混ぜることで、栄養価の高い一品に。

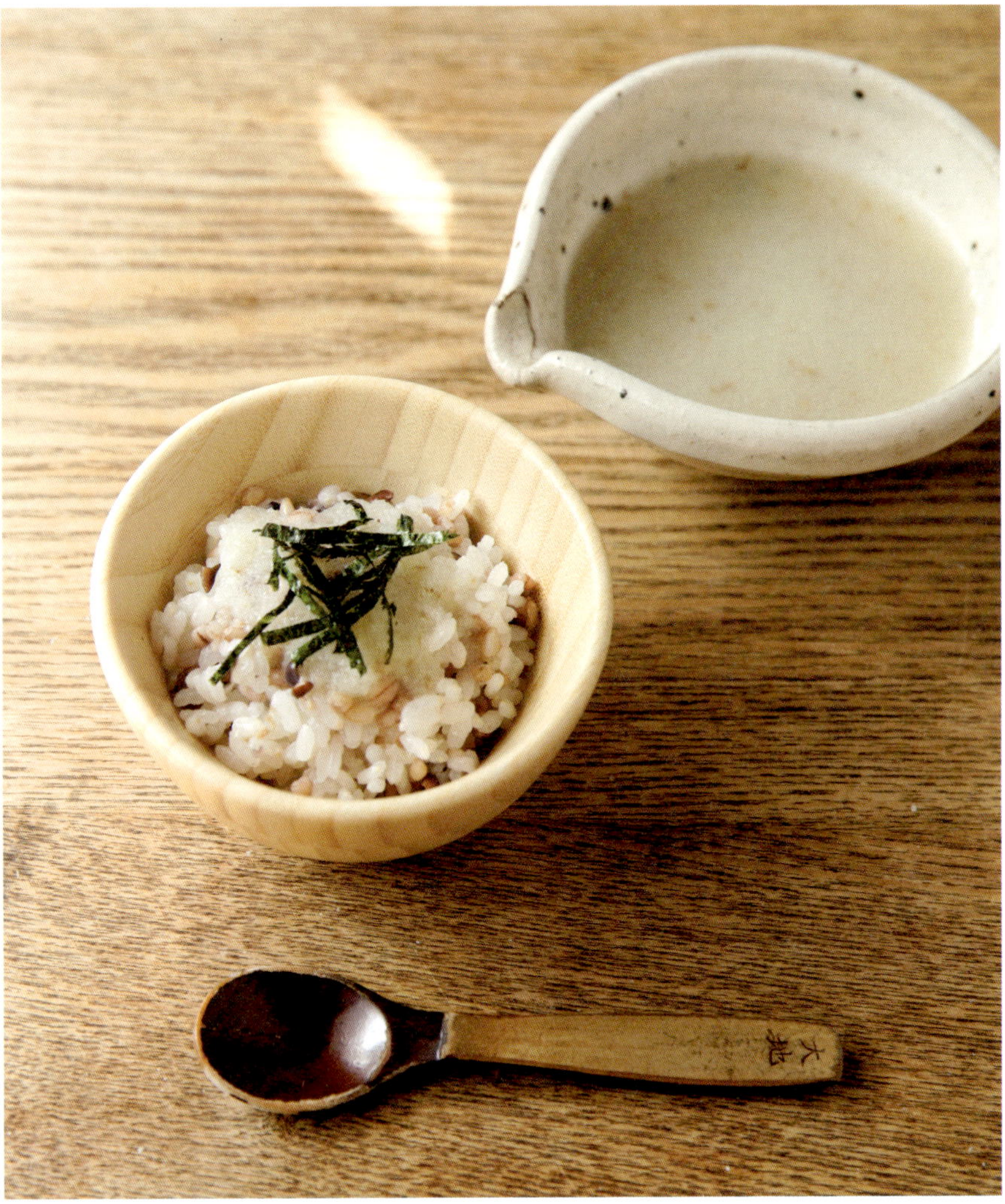

材料（親子3人分）

・じゃがいも（大）…1個
・だし汁…1カップ
A
・白味噌…大さじ1と1/2
・塩…少々
・雑穀ごはん…茶碗2・5杯分（米1合に雑穀大さじ1の割合）
・海苔…適量

つくり方

1 だし汁を鍋に入れて弱火にかける。じゃがいもをすりおろし、すぐにだし汁に加える。

2 **1**が温まってとろみがついたら、**A**を加えてさっと混ぜ合わせる。

3 雑穀ごはんに**2**をかけ、千切りにした海苔をのせていただく。

＊じゃがいものとろみは、だし汁の量でお好みの加減に調整してください。

＊雑穀はよく浸水させてからお米と一緒に炊き込むことで、消化吸収しやすくなります。

鯛《たい》そぼろ

鯛は「腎」を強くして体力をつけるので育ち盛りの子どもにぴったりです。
旨味たっぷりで大人も大好きな味。ごはんがすすむふりかけです。
保存もしやすく朝さっとかけて食べられるし、おべんとうにも最適。

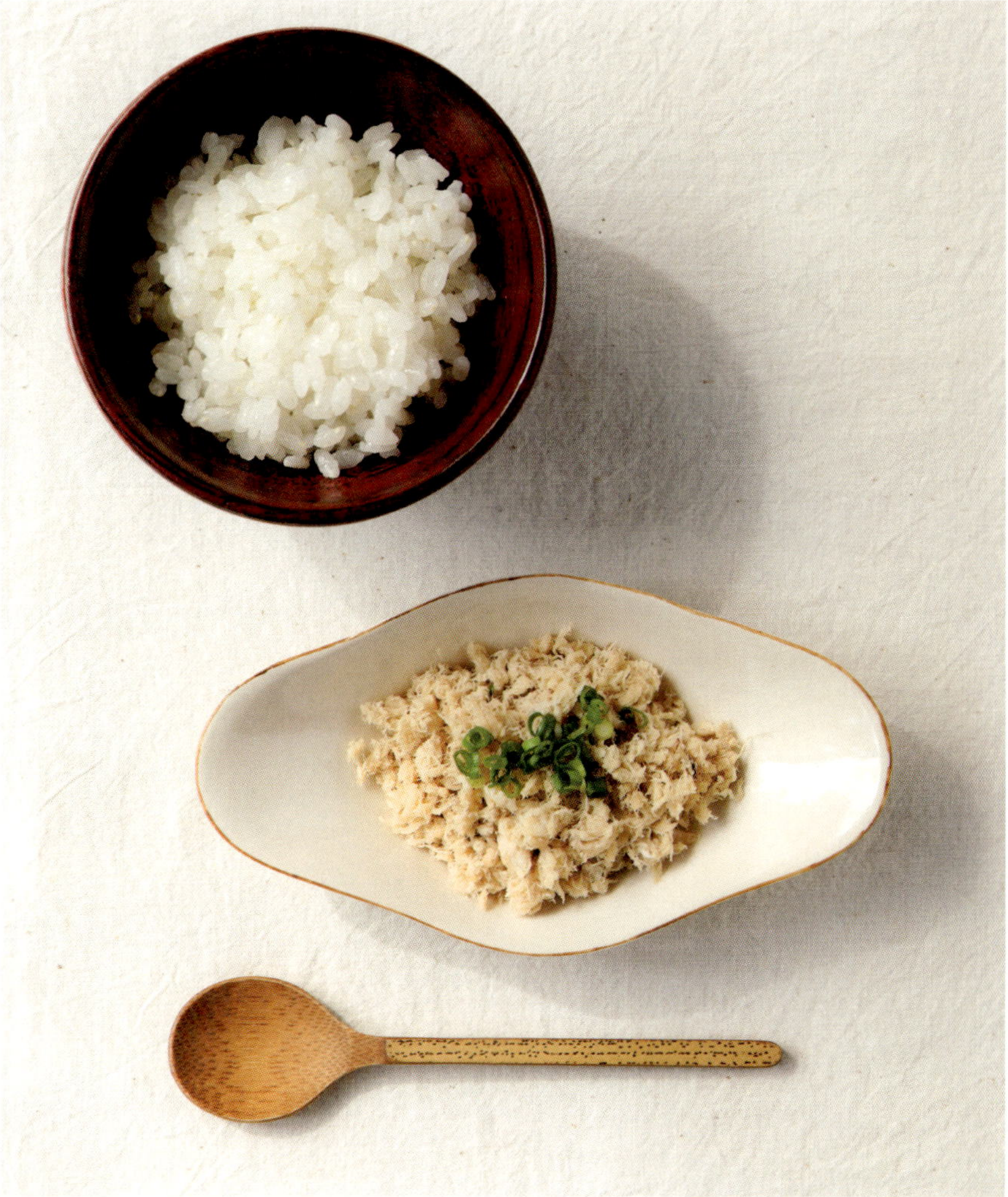

材料（親子3人分）
- 鯛…切り身2切れ
- 酒…大さじ1
- 塩…少々

A
- しょう油…大さじ1
- みりん…大さじ1
- 酒…大さじ$\frac{1}{2}$
- 塩…少々

- 万能ねぎ…適量

つくり方

1 鯛に酒と塩をふって蒸し、骨を取りながら身をほぐす。

2 鍋に**A**と鯛の身を入れ、弱火で水分を飛ばしながら炒るようにふっくら炊き上げる。小口切りにした万能ねぎをのせていただく。

＊鯛の代わりにアジやカマスでも。

わがやの定番おにぎり

しらすやかぶの葉に炒りごまと、子どもの骨格をつくるのに大事な栄養がいっぱい入ったおにぎりです。
生後9ヶ月以降に不足しやすい鉄分、成長に必要なカルシウム、鉄の吸収を助ける
ビタミンCなどを豊富に含み、これひとつでバランスよく補えます。

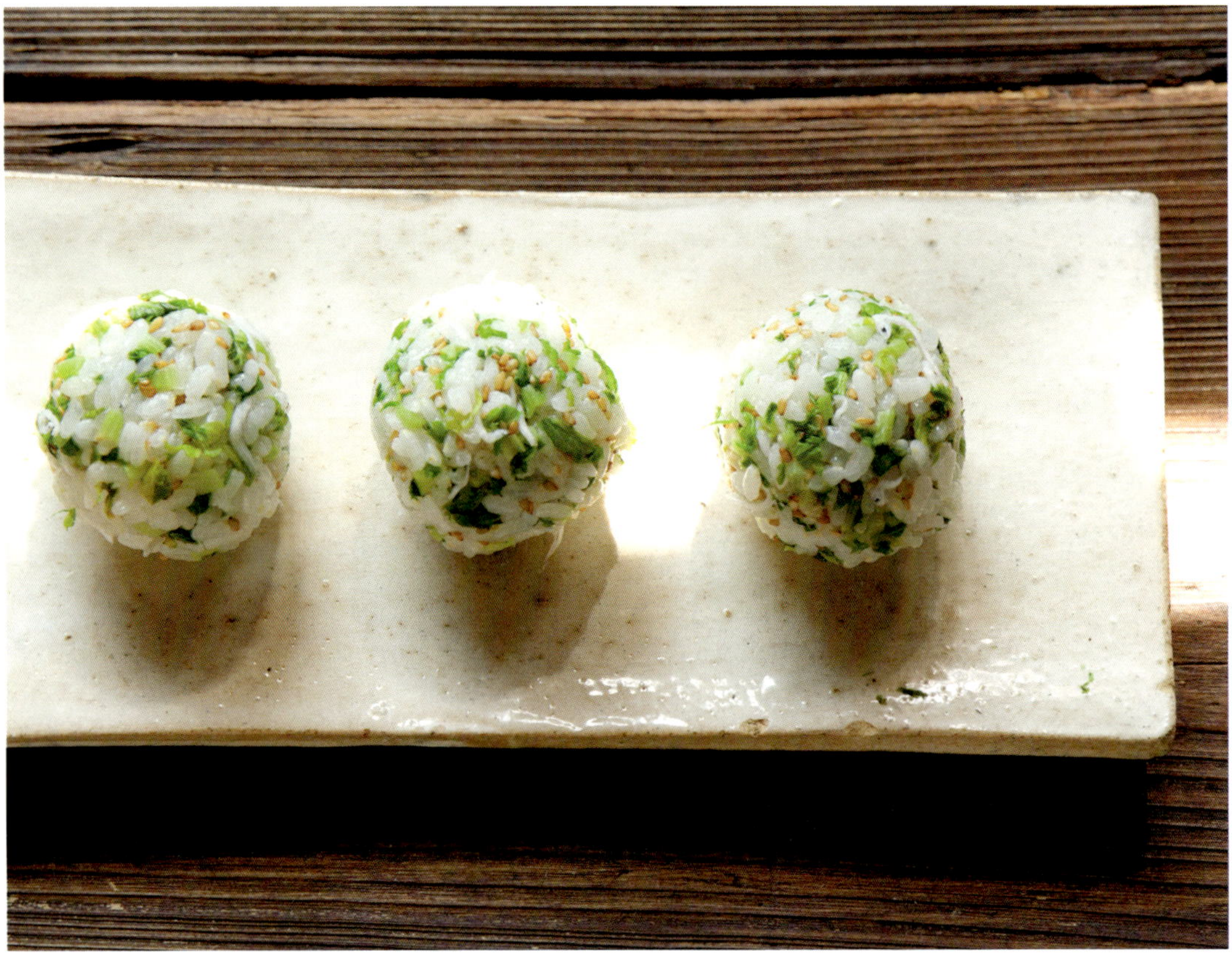

材料（つくりやすい分量）
・かぶの葉…2個分程度
・塩…適量
・炒りごま…大さじ2
・ごはん…2合
・しらす…大さじ2
＊かぶの葉の代わりに大根の葉を使ってもよい。

つくり方
1 かぶの葉はゆがいて水気を絞り、みじん切りにして軽く塩をふっておく。炒りごまは粗めにする。
2 炊きたてのごはんにしらす、水気を切ったかぶの葉、ごまを加えてさっくり混ぜ合わせ、塩少々をつけた手でおにぎりを握る。

炒り豆腐の炊き込みごはん

前の晩のおかずを炊き込んでごはんにアレンジ。手間が省け、旨味もたっぷり。

味つきのごはんだと、子どもの食もすすみます。具材はにんじん、ひじき、ねぎなどあるものでOK。

さまざまな栄養素を一度に摂れます。

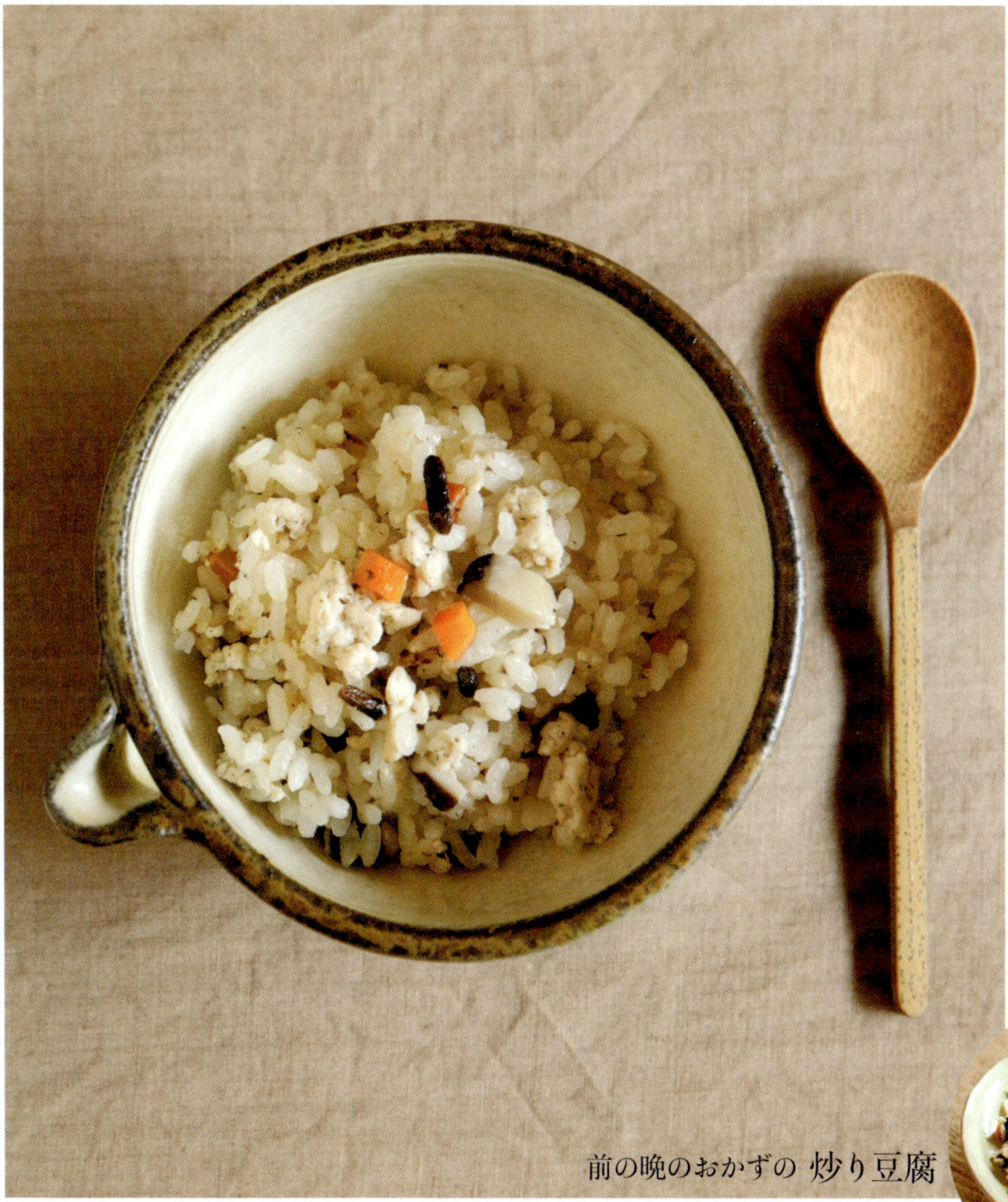

「炒り豆腐の炊き込みごはん」
米を洗って水気を切り、鍋（または炊飯器）に入れて通常どおり水加減する。炒り豆腐を加えて炊く。

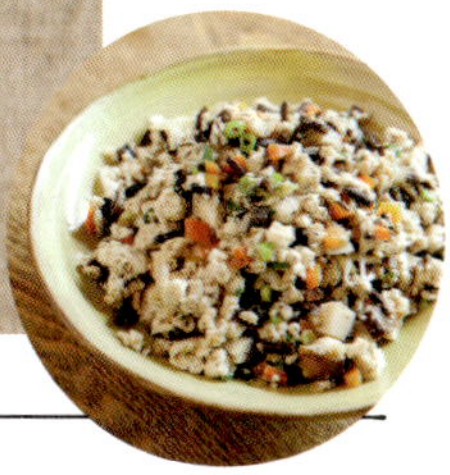

前の晩のおかずの 炒り豆腐

「炒り豆腐」

材料（親子3人分）
・干ししいたけ…1枚
・ひじき…10g
・にんじん…3cm長さ程度
・しょうが…ひとかけ
・長ねぎ…5cm長さ程度
・ごま油…大さじ1
・木綿豆腐…1丁

A
・干ししいたけの戻し汁…100mℓ
・しょう油…大さじ1と1/2
・酒…大さじ1/2
・みりん…大さじ1
・塩…少々

つくり方

1 干ししいたけは水に戻し、石づきをとって粗めのみじん切りに。ひじきは水に戻して大きいものは刻む。にんじん、しょうがも粗めのみじん切り、長ねぎは斜め薄切りにする。

2 フライパンにごま油を入れ、しょうが、にんじん、干ししいたけ、ひじきの順に炒め、火が通ったら、水気を切った木綿豆腐をほぐしながら加えてさらに炒める。**A**を加えて炒り煮にし、汁気がほとんどなくなったら長ねぎを加えてさっと炒め合わせる。

にらと桜えびの餡かけごはん

にらは血をつくり、えびは元気をつける食材。ともにからだを温める作用があるので、
体温を上げてからだを活動モードに。餡かけのとろみで食べやすいけれど、
きのこと桜えびは噛みごたえがあるので、唾液の分泌を促し消化を助けます。

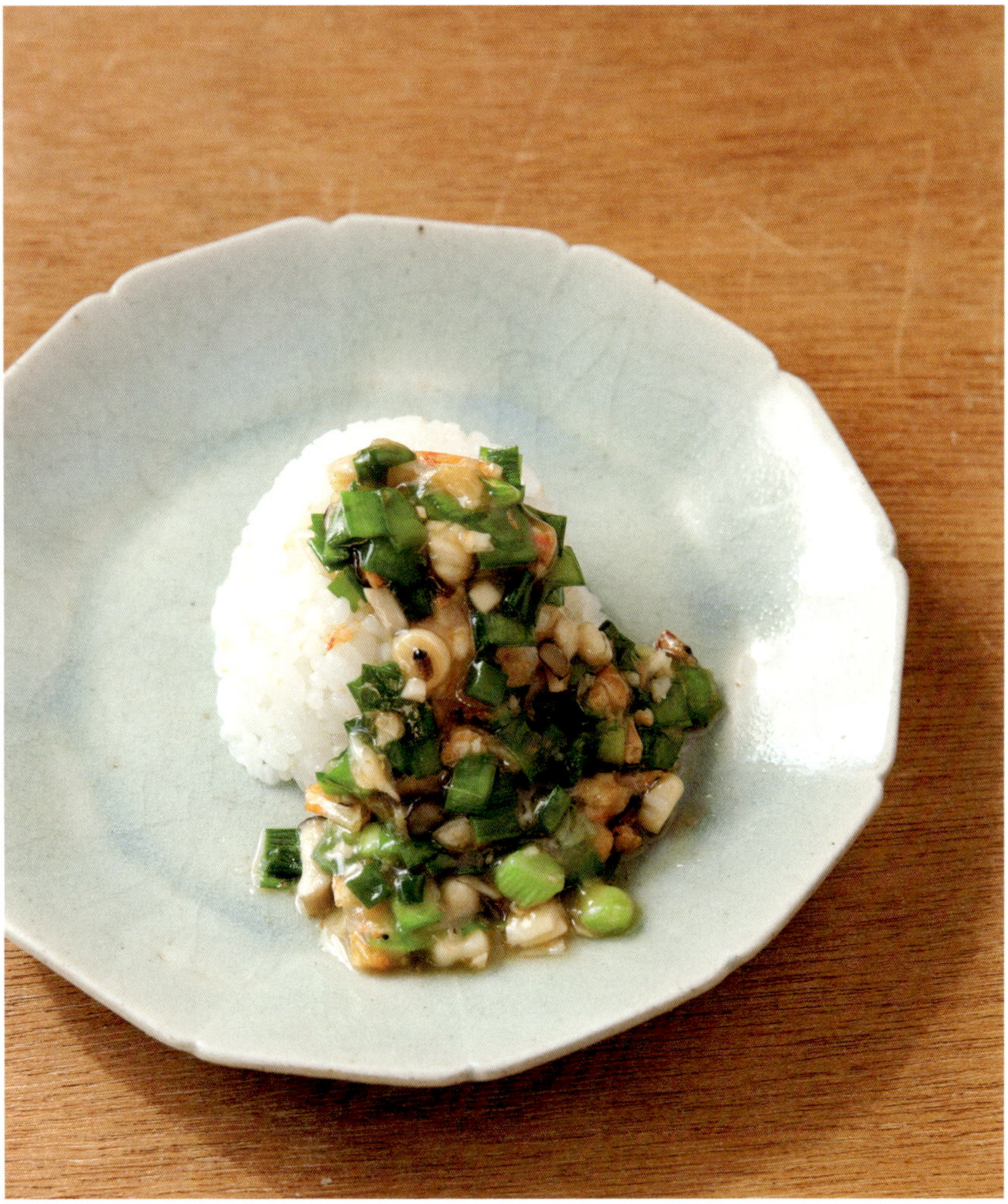

材料（親子3人分）

・桜えび…大さじ2
・にら…1/2束
・しめじ…1/4袋
・しょうが…ひとかけ
・ごま油…小さじ2

A
・だし汁…1/2カップ
・しょう油…大さじ1/2
・酒大さじ…1/2
・みりん…小さじ1

・片栗粉…大さじ1/2（同量の水で溶いておく）

つくり方

1 桜えび、にら、しめじ、しょうがは粗めのみじん切りにする。

2 フライパンにごま油を入れ、しょうが、桜えびを入れて炒める。香りが立ったらしめじを加えて炒め合わせ、**A**を加える。ひと煮立ちしたら水溶き片栗粉を加え、とろみがついたら、にらを加えて手早く混ぜ合わせ、ごはんにかけていただく。

納豆味噌雑炊

雑炊やお粥は朝の定番のひとつ。
消化もよく、食欲のない朝でもするすると食べやすいです。
納豆と味噌の発酵食コンビでからだを温め、腸内環境を整えて、免疫力もアップ。

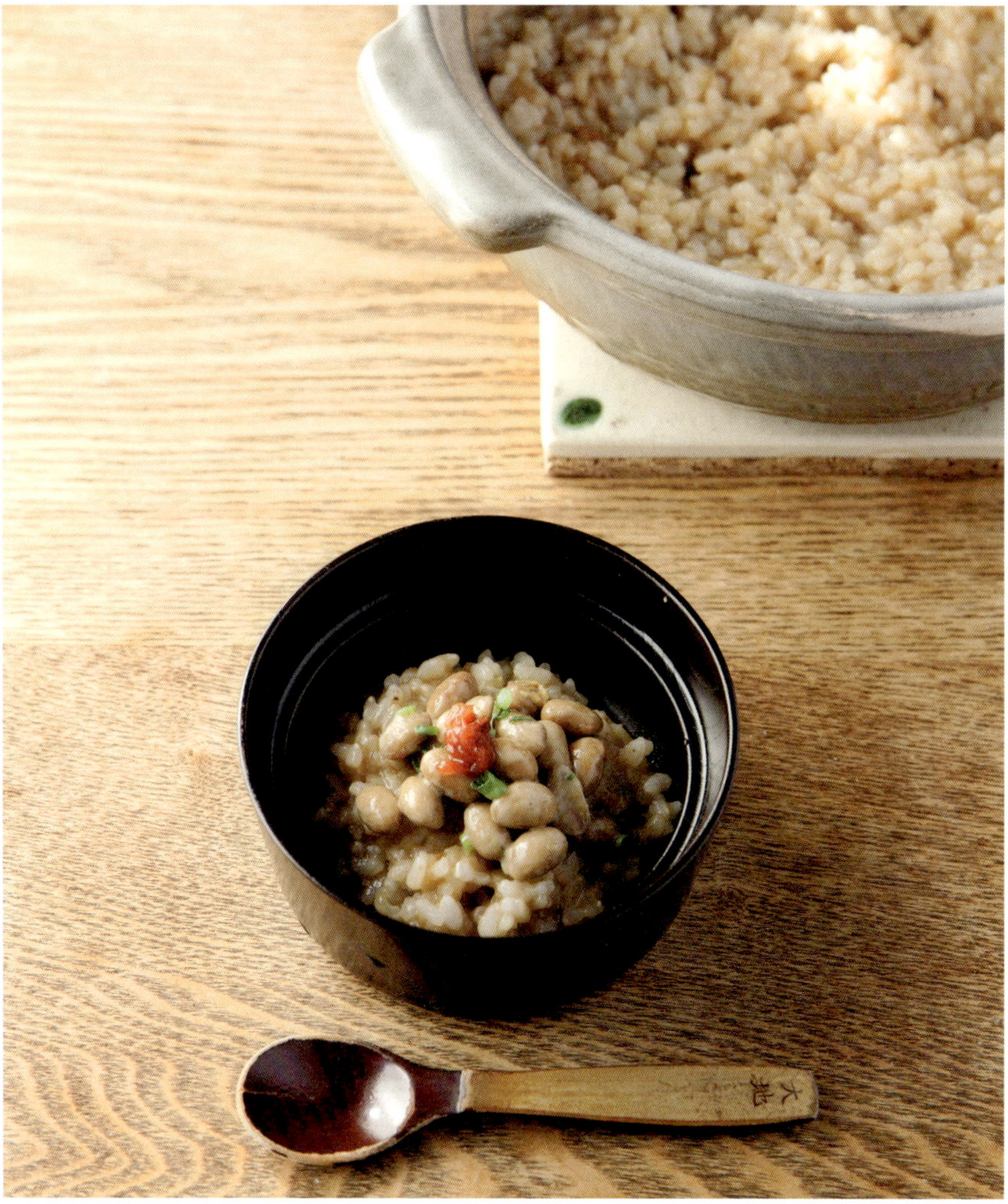

材料（親子3人分）

- ごはん…茶碗2・5杯分
- 水…300㎖
- 納豆…50〜60g（2パック程度）
- 塩…少々
- 溶き辛子…少々
- 味噌…大さじ1と$\frac{1}{2}$
- 万能ねぎ…1〜2本
- 梅干し…少々

つくり方

1 鍋にごはんと水を加えてひと煮立ちさせる。納豆は塩と溶き辛子を加えて混ぜておく。

2 鍋に味噌を加えたら火を止めてざっくりと混ぜ合わせ、器に盛って納豆、みじん切りにした万能ねぎ、たたいた梅干しをのせていただく。

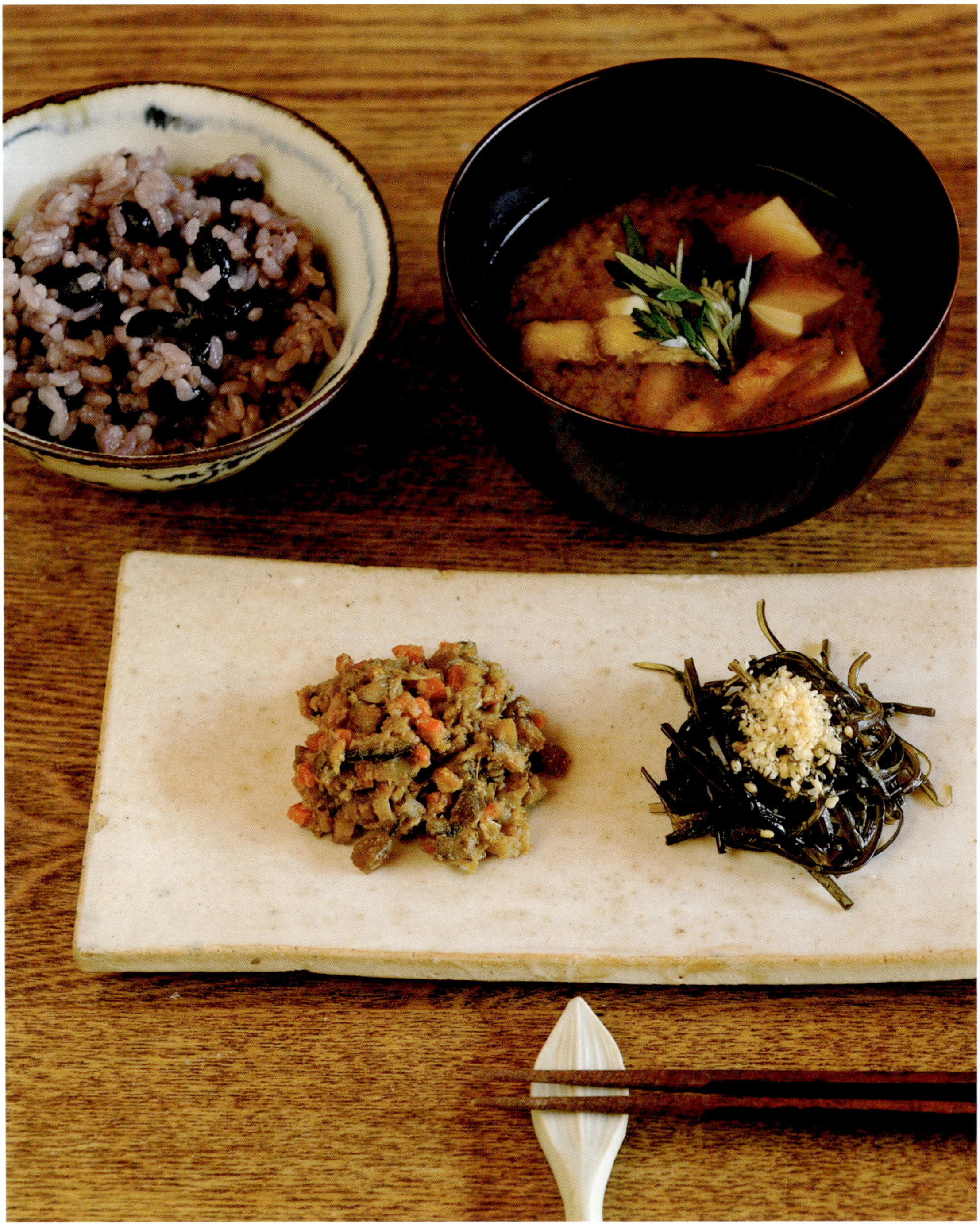

排泄を促すごはんセット

排毒を担う肝臓と腎臓に働きかける黒豆。ビタミンと鉄分が豊富で「肝臓の薬」とも言われるよもぎ。
腸の働きを活性化し、排毒を促すごぼうとこんにゃく。余分な水分の代謝を促進し、
整腸作用のある昆布。それぞれは少量でも、合わせて食べれば大きな効果が期待できます。

黒豆ごはん

材料（つくりやすい分量）
・黒豆…1/4カップ
・米…1カップ
・昆布（5㎝角）…1枚
・塩…少々
・水…1と1/4カップ

つくり方

1 洗った黒豆を、フライパンでから炒りする。皮が破れて香ばしい香りがしてきたらOK。

2 米は洗って浸水させ、水気をよくきっておく。

3 鍋に**1**の黒豆、**2**の米、昆布、塩、水を加えて炊く。

よもぎ味噌汁

材料（つくりやすい分量）
・よもぎ新芽…4本程度
・油揚げ…1/4枚
・だし汁…300cc
・豆腐…1/4丁
・味噌…大さじ1と1/2

つくり方

1 よもぎ新芽は食べやすい大きさにちぎる。油揚げはグリルで焼いて短冊に切る。

2 だし汁を火にかけ、豆腐を加えて温める。

3 **2**に味噌を溶き入れ、**1**のよもぎと油揚げを加えて、さっと火を通す。

昆布の佃煮

材料（つくりやすい分量）
・だしを取った後の昆布…10㎝長さ1枚
・ごま油…適量
・みりん…大さじ1
・しょう油…大さじ1
・すり白ごま…大さじ1

つくり方

1 だしを取った後の昆布は5㎝長さの千切りにする。

2 鍋にごま油を入れ、昆布を炒める。

3 みりんとしょう油を加え、焦がさないよう注意しながら、水気がなくなるまで炒める。

4 器に盛り、すり白ごまをたっぷりかける。

時雨味噌

材料（つくりやすい分量）
・ごぼう…50g（1/3本程度）
・ねぎ…1/2本
・れんこん…50g
（大きめの1節の1/4本程度）
・にんじん…30g
（3㎝長さ程度）
・しいたけ…2枚
・しょうが…ひとかけ
・こんにゃく…40g
・ごま油…大さじ2
・塩…少々
・味噌…100g
・みりん…大さじ1

つくり方

1 ごぼう、ねぎ、れんこん、にんじん、しいたけ、しょうがはみじん切り。こんにゃくは湯通ししてから、みじん切りにする。

2 フライパンにごま油を入れ、しょうが以外の**1**と塩を加え中弱火でゆっくり炒める。

3 火が通ったら味噌、みりんを加えて炒め、**1**のしょうがのみじん切りを加える。冷蔵庫で1週間ぐらい保存可。

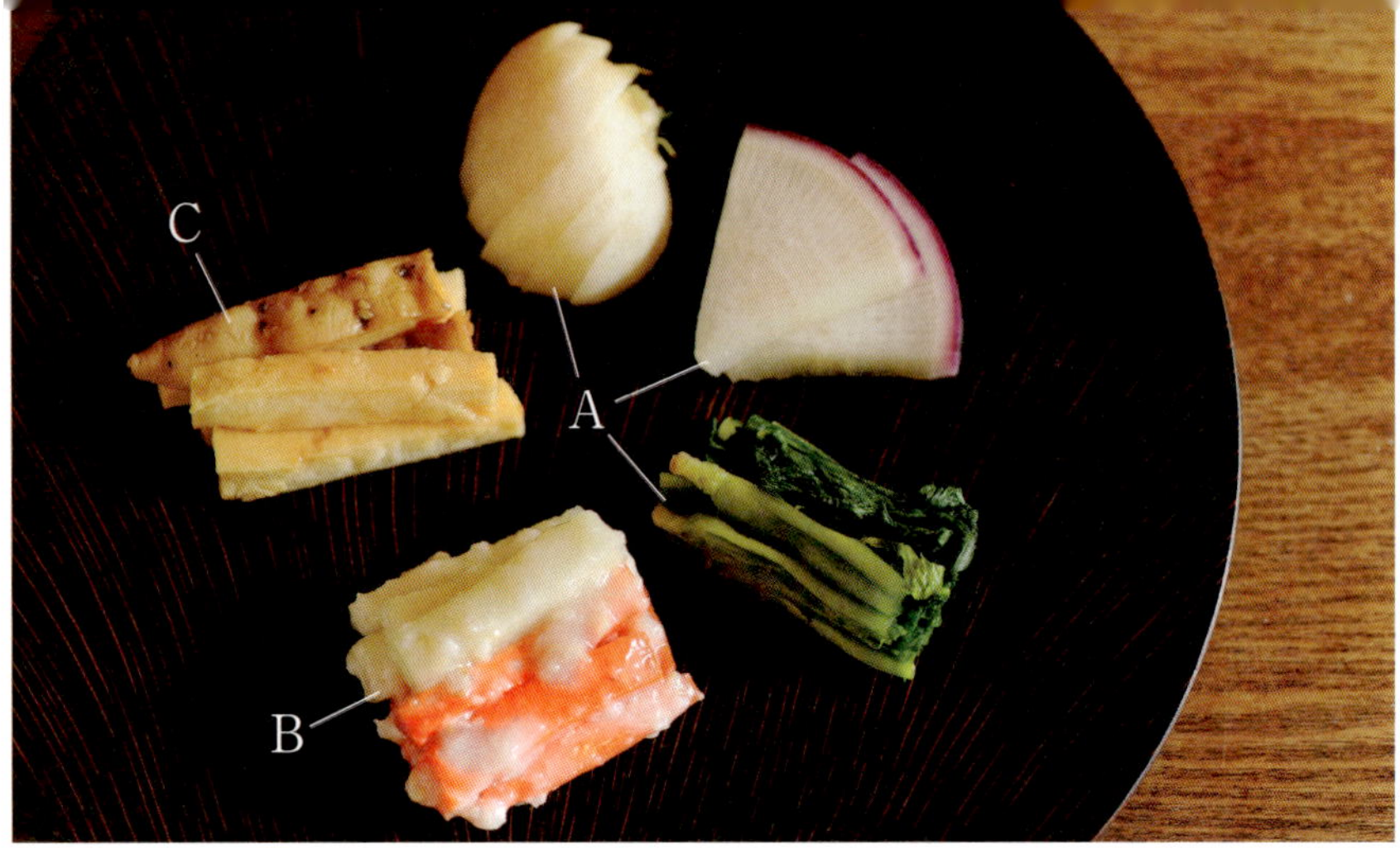

漬けもの3種

発酵食品に含まれる乳酸菌（ぬか漬け・甘酒漬け）や麹菌（味噌漬け）などの善玉菌は、腸内環境を整えて、免疫力の強化につながります。さらに、乳酸菌はアレルギー反応を抑制するため、花粉症にも有効と言われています。

ぬか漬け…A

材料（つくりやすい分量）

ぬか床
- 生ぬか…500g
- 塩…50～60g（ぬかの10～12%。季節により調整）
- 水…500㎖
- 昆布（5㎝角）…1枚
- 唐辛子…1本
- かぶ、にんじん、小松菜など旬の野菜…適宜

つくり方

1 ぬか床をつくる。保存容器（容量1・5ℓ）に生ぬかを入れ、塩を加えてよく混ぜる。

2 そこへ水を少しずつ加え、耳たぶくらい（または味噌くらい）の固さに調える。

3 **2**に風味づけの材料として昆布や唐辛子を加えて、よく混ぜる。

4 **3**にキャベツの芯や外葉、黄色くなった大根の葉（分量外）などを加え、表面を平らにならす。これを「捨て漬け」と言い、ぬか床の発酵を促すために行う。

5 一日一回、保存容器の底からかき混ぜ、3～4日したら捨て漬け野菜を取り替える。これをもう1～2回くり返し、蓋を開けたときにほのかな酸味が感じられれば、ぬか床の完成。

6 本漬け用の旬の野菜をぬか床に漬ける。野菜によっても多少異なるが、夏なら半日から1日、冬なら1日から1日半で漬かる。

＊ぬかの部分（種皮や胚芽）には農薬が吸着しやすいので、生ぬかは無農薬で、できるだけ新鮮なものを手に入れて。ぬか床の最適温度は20～25℃。夏は涼しいところに（室温が30℃以上の場合は冷蔵庫でも可）、冬は電化製品の近くなど温かいところで保存を。

甘酒漬け…B

材料（つくりやすい分量）

漬け床
- 甘酒…250g
- 唐辛子…1本
- 昆布（5㎝角）…1枚
- 塩…小さじ1
- 大根、にんじんなど、お好みの野菜…適宜
- 塩…少々

つくり方

1 漬け床の材料を混ぜ合わせ、保存容器に入れる。

2 大根、にんじんは食べやすい大きさに切り、塩をふってもみ、しばらくおく。水分が出たら、しっかり拭き取る。

3 **1**に**2**を加えて漬け込み、ひと晩おけば食べられるが、3日目ぐらいが食べごろ。3～4日で食べ切るように。

味噌漬け…C

材料（つくりやすい分量）

味噌床
- 味噌…1カップ
- 酒…大さじ2
- みりん…少々（甘味の少ない味噌の場合）
- 山いも、ごぼうなど、お好みの野菜…適宜

つくり方

1 味噌床の材料をよく混ぜ合わせ、保存容器に半量を敷き詰める。

2 漬けたい野菜をさらしやキッチンペーパーなどにくるみ、**1**にのせる。その上から残りの味噌床をかぶせる。

3 ひと晩おけば食べられるが、3日ほどで食べごろに。冷蔵庫で1ヶ月保存できる。

玄米小豆粥

日本では昔から、毎月1日と15日に解毒・利尿作用の高い小豆粥を食べ、
毒素や余分な水分を出して、からだの大掃除をする習慣がありました。
排毒作用で知られる玄米と合わせて、さらにその働きを高めます。

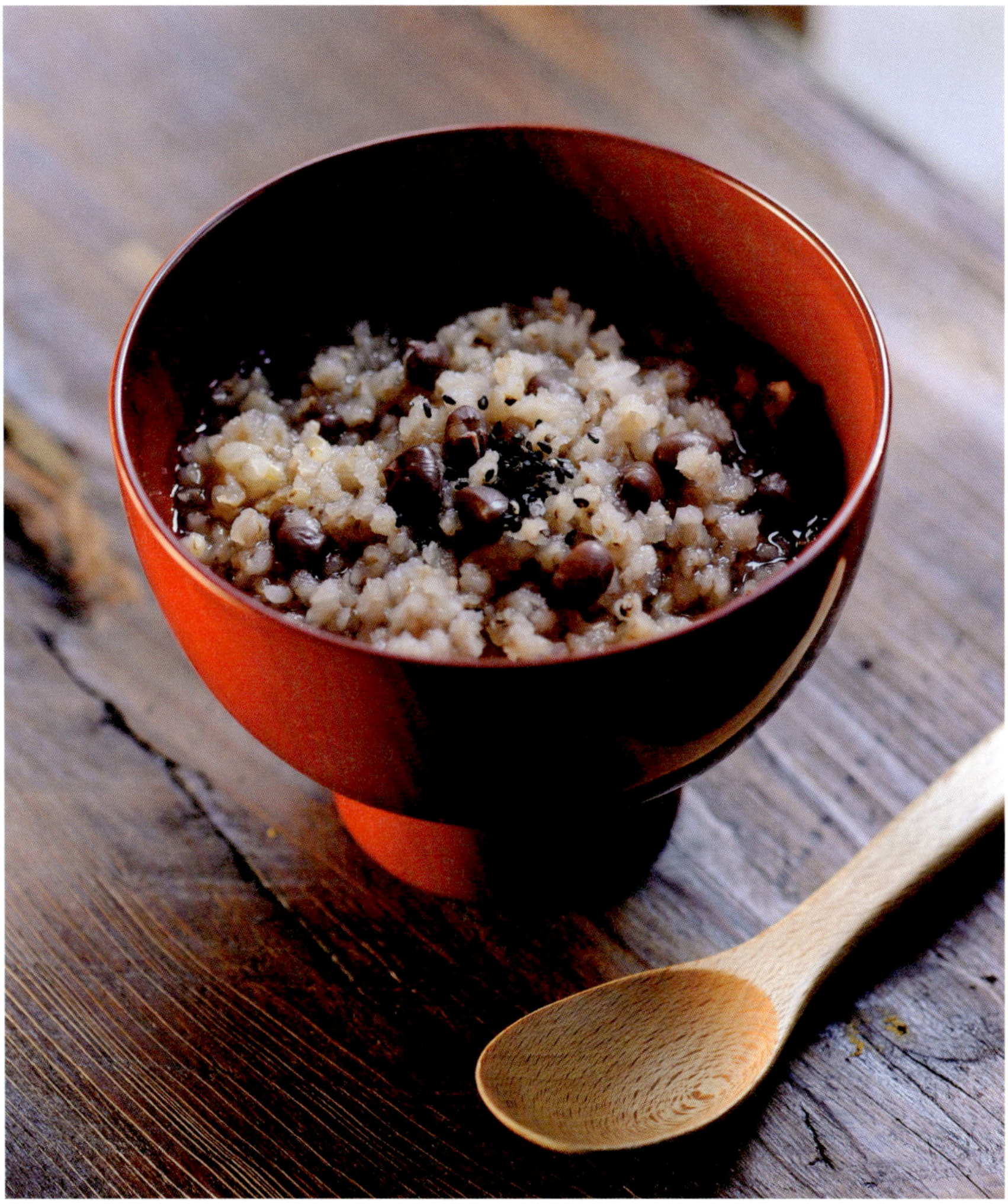

材料（つくりやすい分量）
・玄米…1/2合
・水…3・5カップ
・小豆…大さじ1
・昆布（5㎝角）…1枚
・塩…少々
・ごま塩…お好みで

つくり方

1　玄米は洗って水気を切り、中火で炒る。

2　パチパチいってひび割れてきたら、土鍋に入れ、水、小豆、昆布、塩を加えて強火にかける。沸騰する直前で昆布を取り出し、弱火で1時間ほどことこと煮る。水が足りなくなったら途中で水を追加する。

3　小豆がやわらかくなったら炊きあがり。お好みでごま塩をふる。

＊玄米を炒って殻を破り、お粥になるまでやわらかく炊き込んでいるので、子どもが食べても負担になりません。

もっと、薬膳にできること②

取り分け離乳食

素材の味を大切に、大人が食べてもおいしいものを。

「離乳食は難しい」「つぶすのが大変そう」「どうやって進めていいのかわからない」などと、よくご相談を受けます。それまで母乳やミルクしか飲んでいなかったあかちゃんが、はじめて食べものを口にするのですから、慎重になるのは当然。食物アレルギーや偏食、栄養のことなど気になる問題もたくさんあります。

　でも、難しく考えることはないと思います。いろいろな情報があふれているけれど、もっとシンプルに考えればいいのではないでしょうか。何よりも大人が食べてもおいしいものをあげること。あかちゃんの味覚は真っ白なキャンバスのようなもの。とってもピュアで繊細です。にもかかわらず、野菜をどろどろにつぶしたり、水で薄めたり、とろみをつけたり……。

　これでは何を食べているのか、わからないのではないでしょうか。それよりも、かぶはかぶ、にんじんはにんじんと、素材の味そのままを感じてもらうこと。それが一生続いていく「食べる」という行為の、とても大切な第一歩だと思います。そうして磨かれた味覚は、加工食品や添加物、味付けの濃いものを遠ざけ、生涯にわたってその子のからだを支えてくれる、よりどころになるのではないでしょうか。

　1歳半前後になって、取り分け離乳食になってからも同じこと。特別に子どものきげんを取るような華やかな洋食メニューをつくる必要はありません。旬の素材の味を感じられる素朴で、シンプルなふだんの和食で充分。大人が素朴な薄味の和食を食べていれば、わざわざ子ども用に離乳食をつくる必要もないので簡単です。こうした旬の和食は、さらさらとしたおいしい母乳をたっぷりつくり出す元でもありますよ。

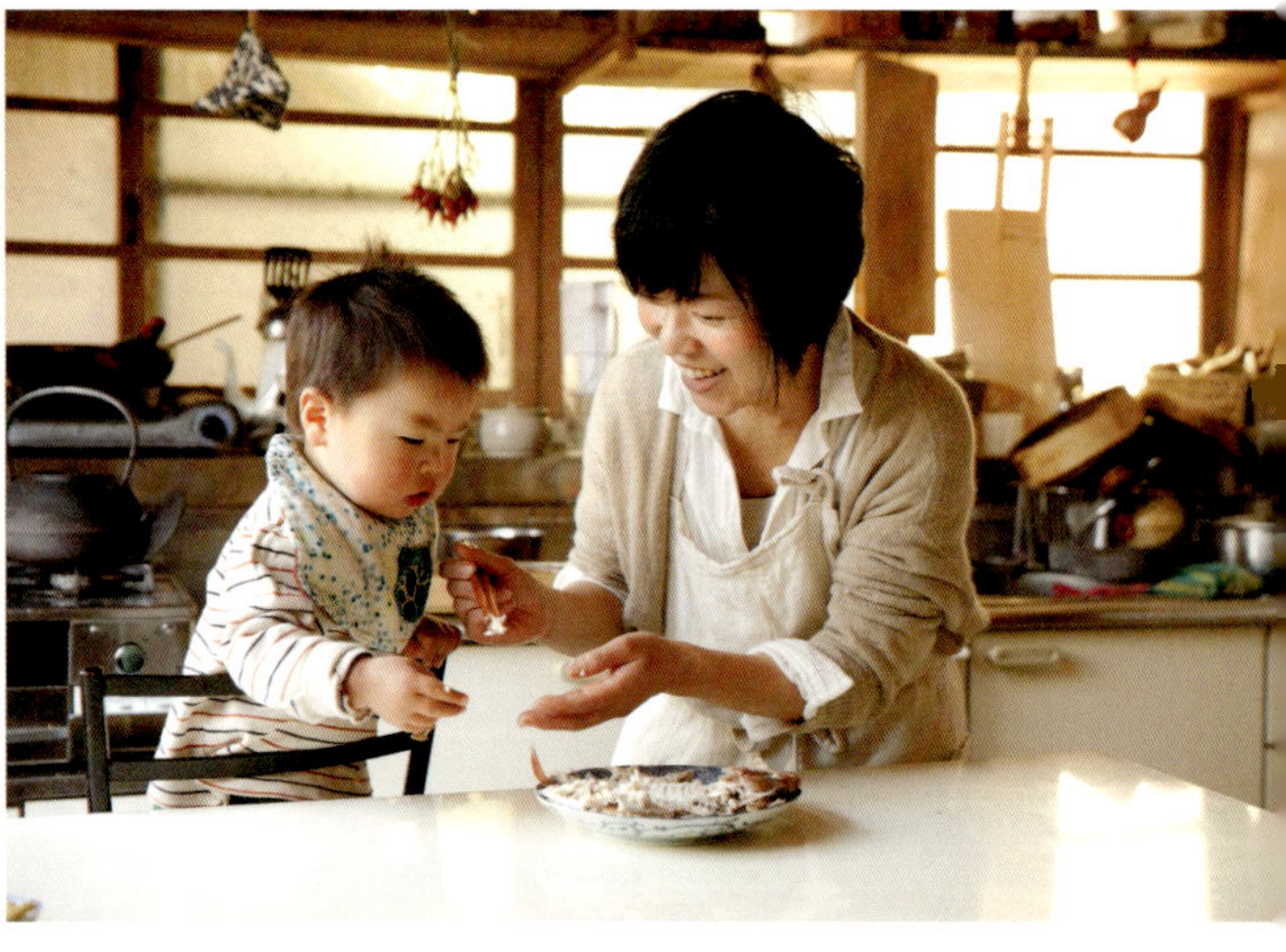

1歳半からの取り分け離乳食で母子におすすめの食材

血をつくるもの

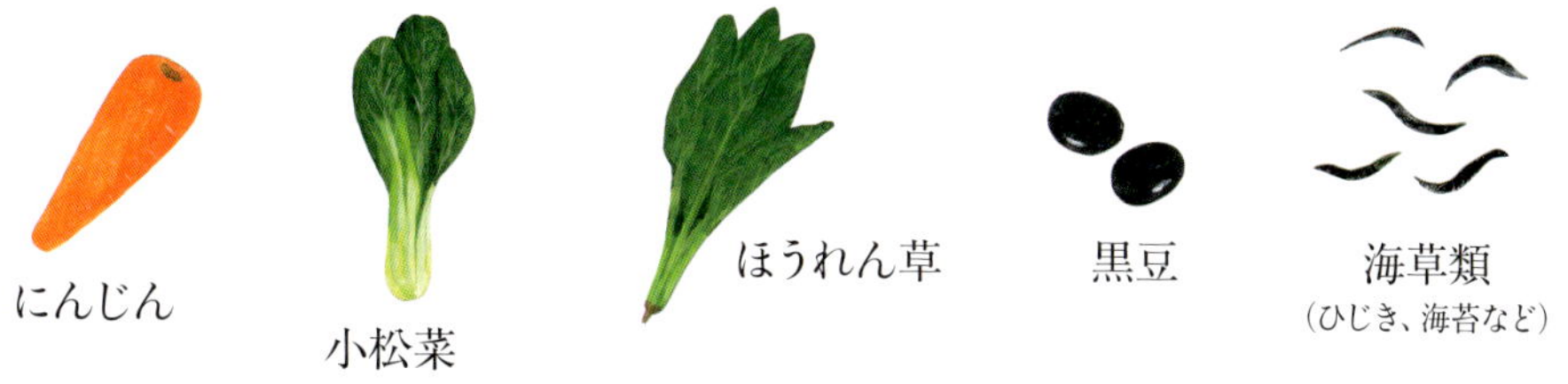
にんじん
小松菜
ほうれん草
黒豆
海草類
（ひじき、海苔など）

からだを温めるもの

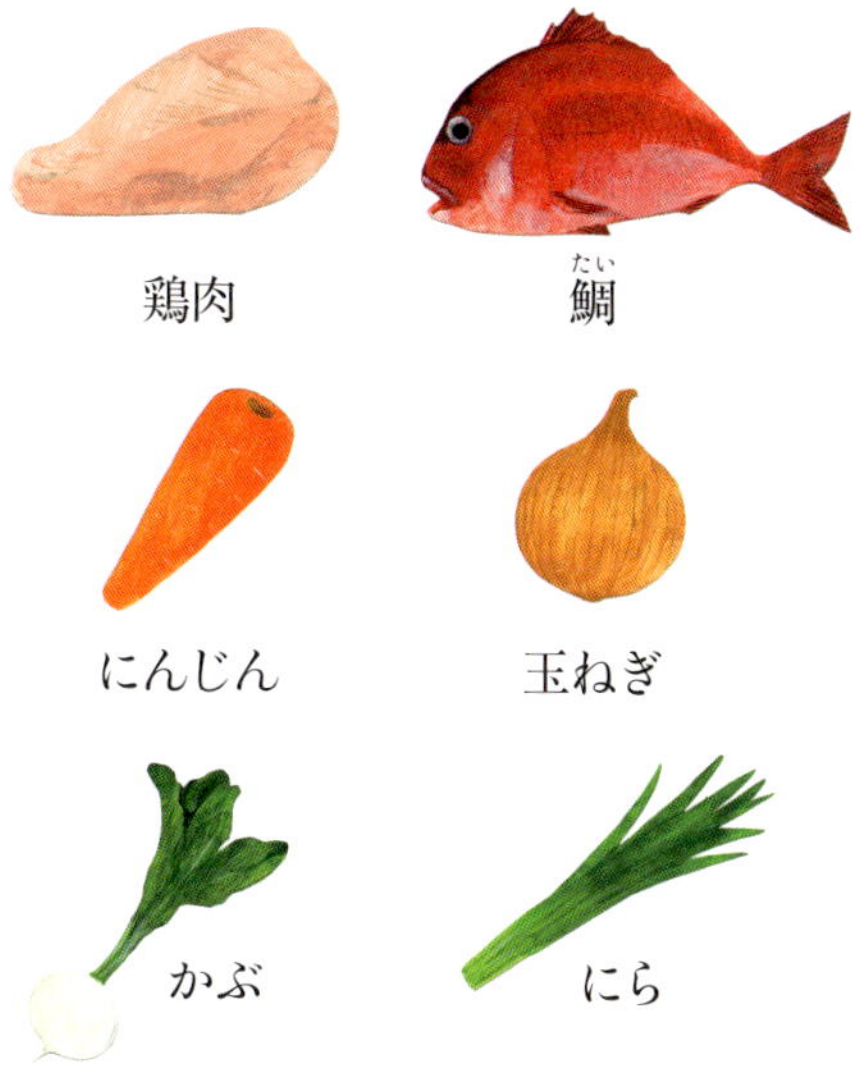
鶏肉
鯛《たい》
にんじん
玉ねぎ
かぶ
にら

消化を助けるもの

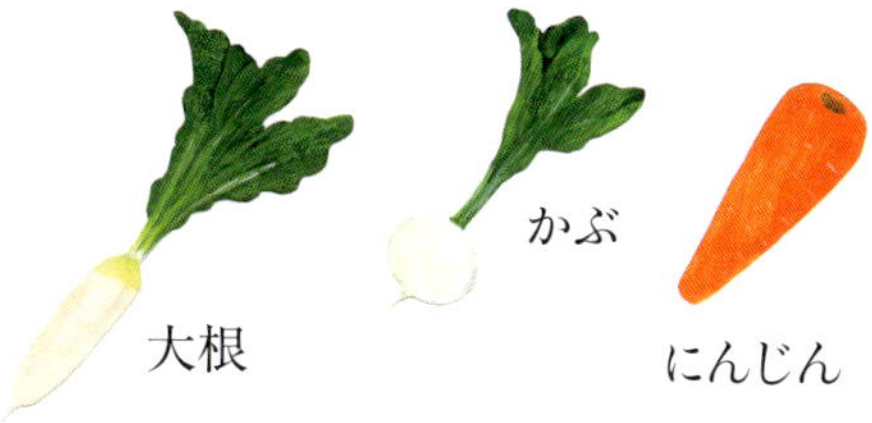
大根
かぶ
にんじん

母乳をつくるもの・母乳の出をよくするもの

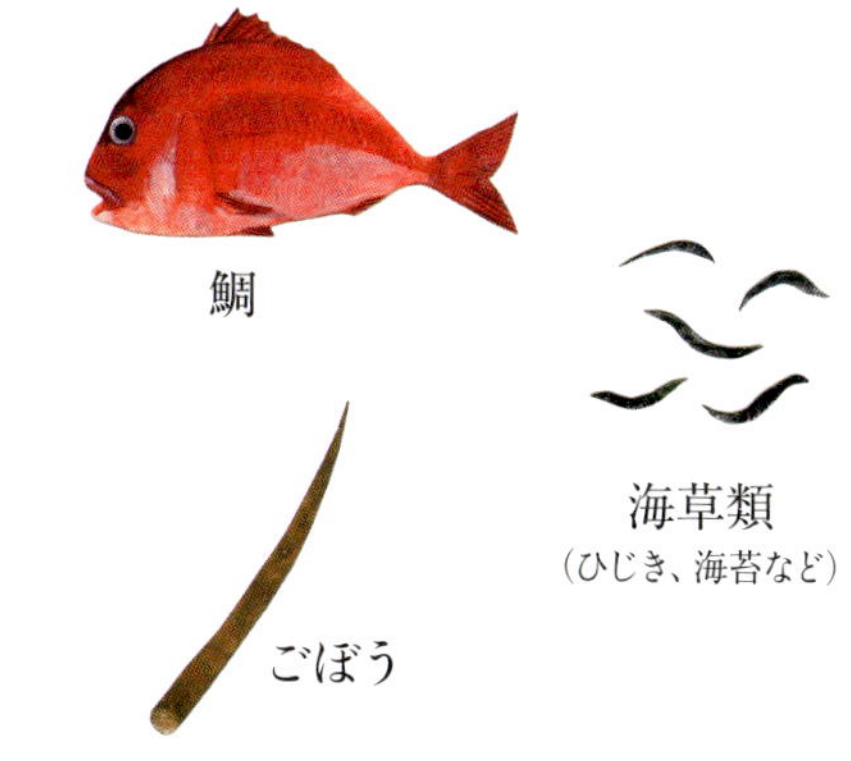

胃腸を整えるもの

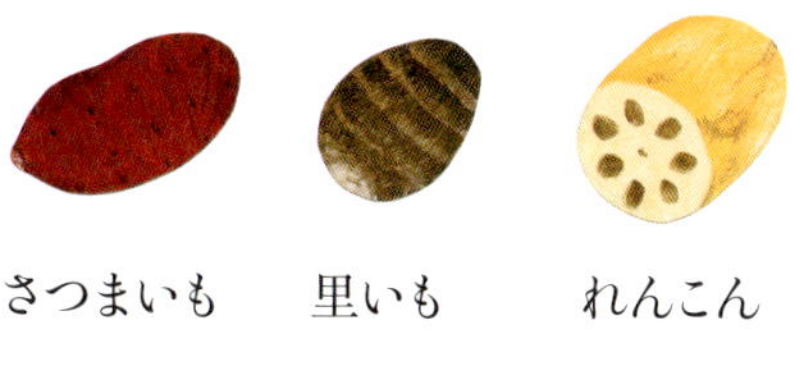
さつまいも
里いも
れんこん

根菜の白味噌豆乳シチュー

母乳をつくる根菜をふんだんに使った
具だくさんシチュー。
親子一緒にからだがぽかぽか温まります。

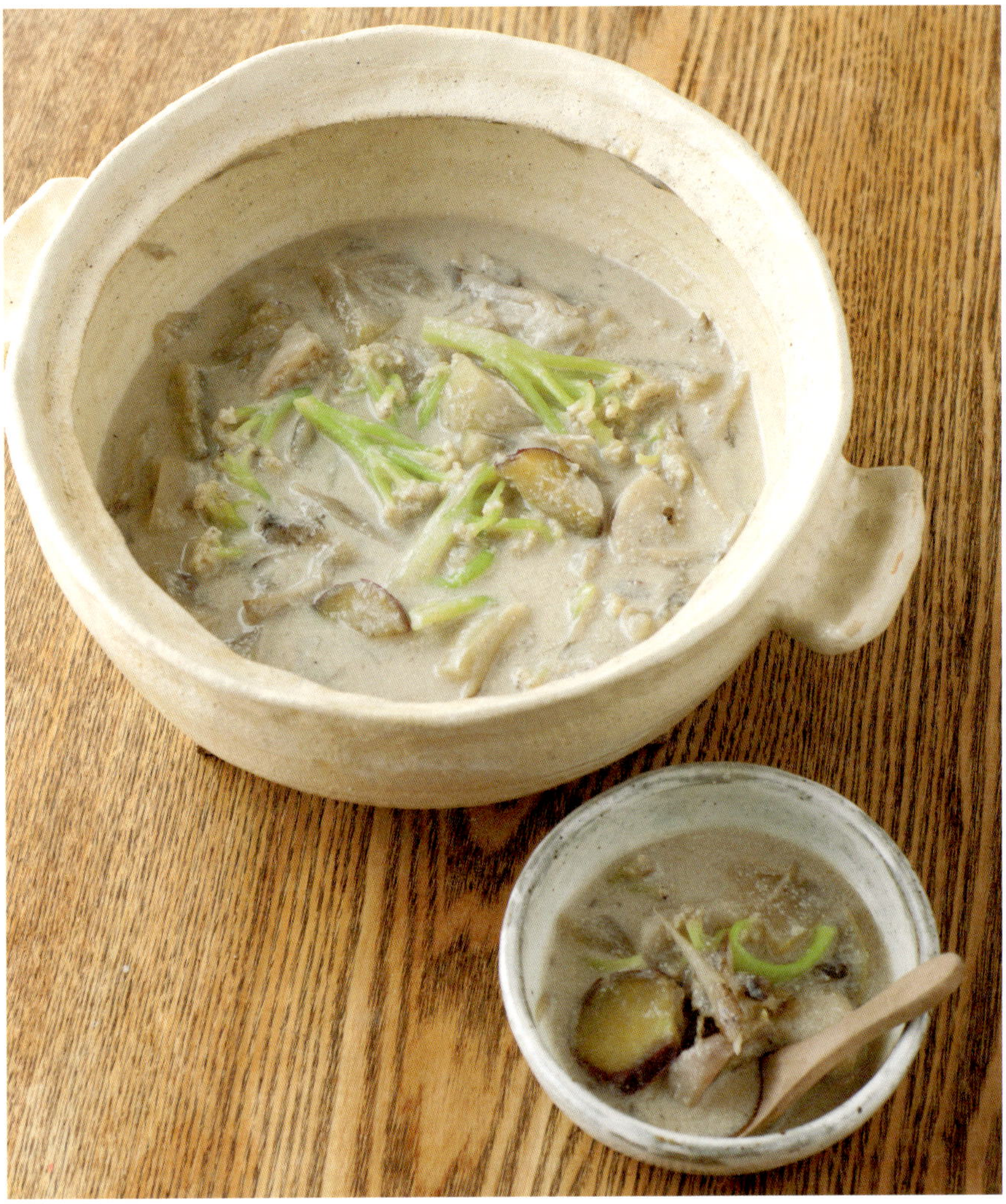

材料（親子3人分）

・大根…4cm長さ程度
・かぶ…2個
・ごぼう（細め）…20cm長さ程度
・里いも…2個
・さつまいも…80g（$\frac{1}{3}$本程度）
・カリフラワー…$\frac{1}{4}$株程度
・ごま油…大さじ1
・だし汁…400mℓ
・塩…小さじ1
・豆乳…200mℓ
・葛粉…大さじ2
・白味噌…大さじ1

つくり方

1　根菜は子どもの噛む力に合わせて、食べやすい大きさに切る。カリフラワーは食べやすい大きさにほぐし、固めにゆでておく。

2　鍋にごま油を入れ、根菜を加えて中火にかけ、よく炒める。全体に油がまわったら、だし汁と塩を加えてやわらかくなるまで煮る。

3　豆乳と葛粉をよく溶き混ぜたものを**2**に加え、絶えず混ぜながらとろみをつける。カリフラワーを加えて、白味噌を**2**のだし汁少量でのばしてから加えて味を調える。

まるごとかぶごはん

ごはんにかぶの味がしみて、噛めば噛むほどおいしい炊き込みごはん。
かぶは解毒作用があるため、乳腺炎になったときにも。
また、子どもの消化不良、咳止めにもおすすめです。

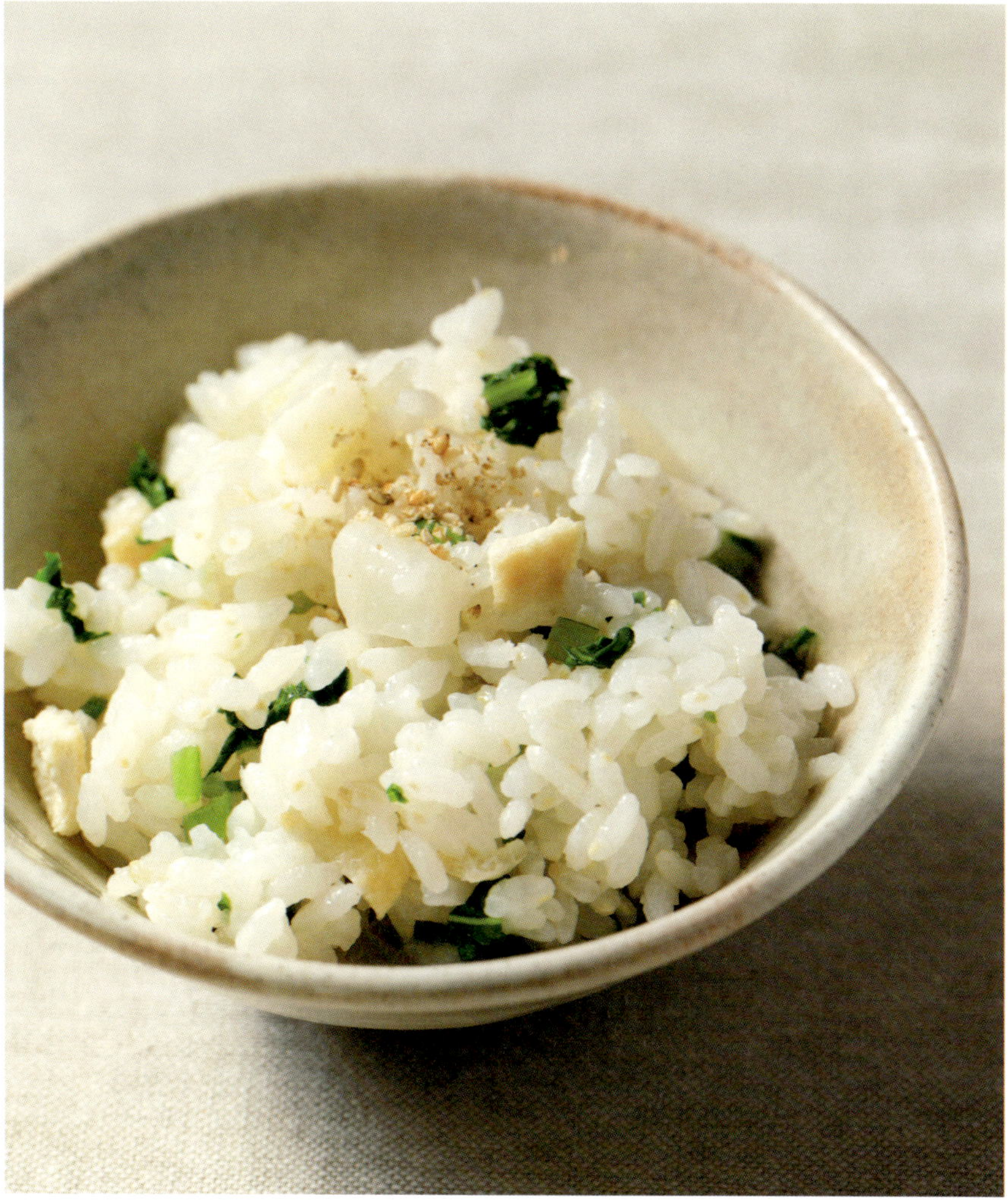

材料（つくりやすい分量）
・米…2合
・かぶ（葉つき）…1個
・油揚げ…6cm長さ程度
・塩…小さじ1強
・だし汁…360ml
・炒りごま…お好みで適宜

つくり方

1 米は洗って水気を切っておく。かぶは皮ごと1cm角に刻み、葉はゆがいて水気をきり、みじん切りにして塩少々（分量外）をふっておく。油揚げは油臭さをなくすため、熱湯をかけて水気を切り、1cm角に切る。

2 鍋（または炊飯器）に米とかぶの実、油揚げ、塩、だし汁を入れて炊き、炊きあがったらかぶの葉を加えてさっと混ぜ合わせる。お好みで炒りごまをふる。

にんじん粥

具材はにんじんだけのシンプルなお粥。
にんじんは血や体液を補うためおいしい母乳の元となる野菜です。
子どもの消化不良や下痢の改善にも。

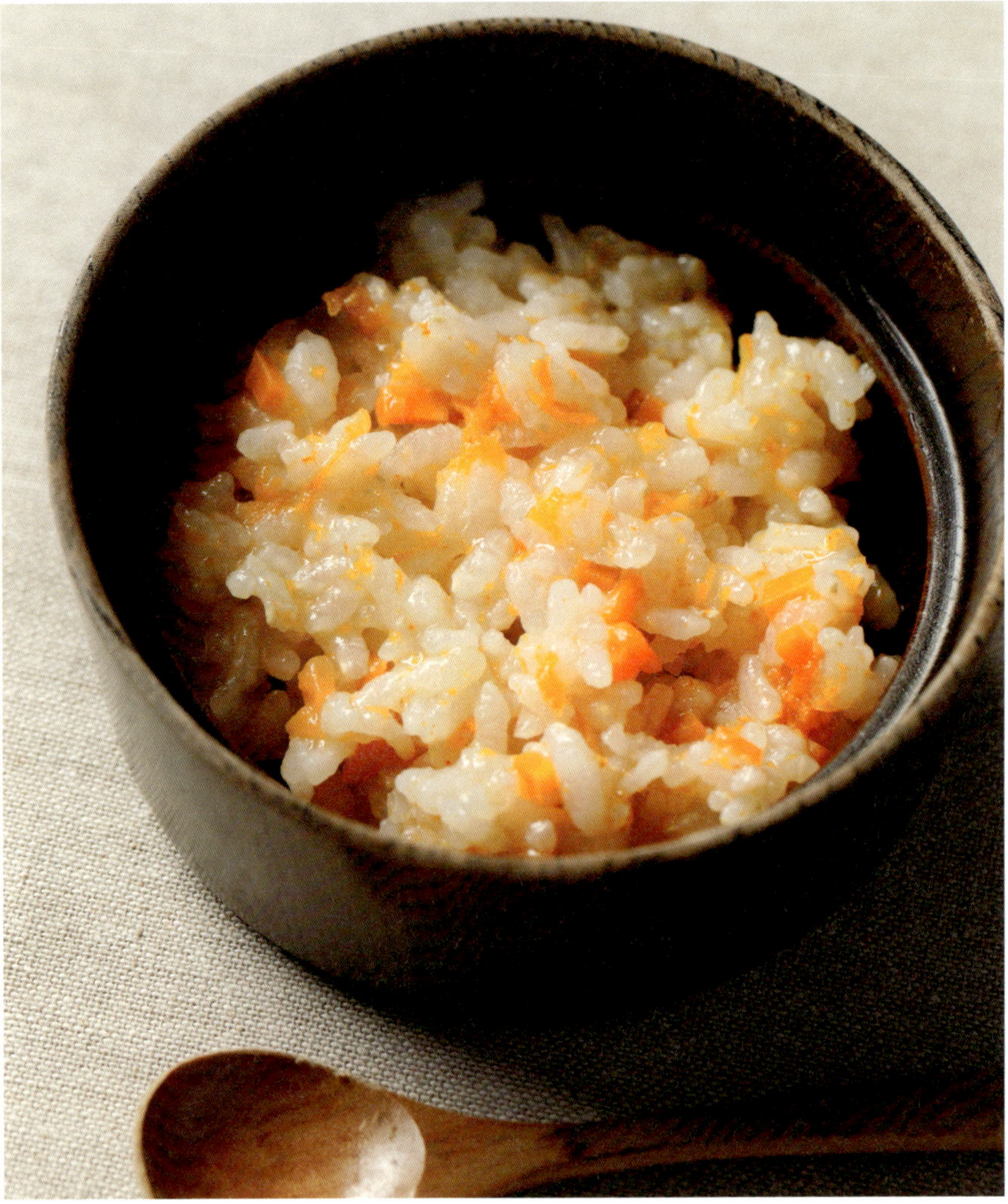

材料（つくりやすい分量）
・にんじん…50g（5cm長さ程度）
・米…1合
・水…540mℓ
・塩…小さじ2/3

つくり方
1 にんじんは皮ごと半量をすりおろし、半量は粗めのみじん切りにする。米は洗ってざるにあげておく。
2 米に水、にんじん、塩を加えて炊く。

大根と鯛《たい》の白煮

鯛は母乳の出をよくしてくれるうえ、子どもの成長を助ける食材。
塩だけでシンプルに炊いた白煮は薄味ですが、素材の味がよく引き立ち、
子どもの味覚を育てるのにおすすめの調理法です。

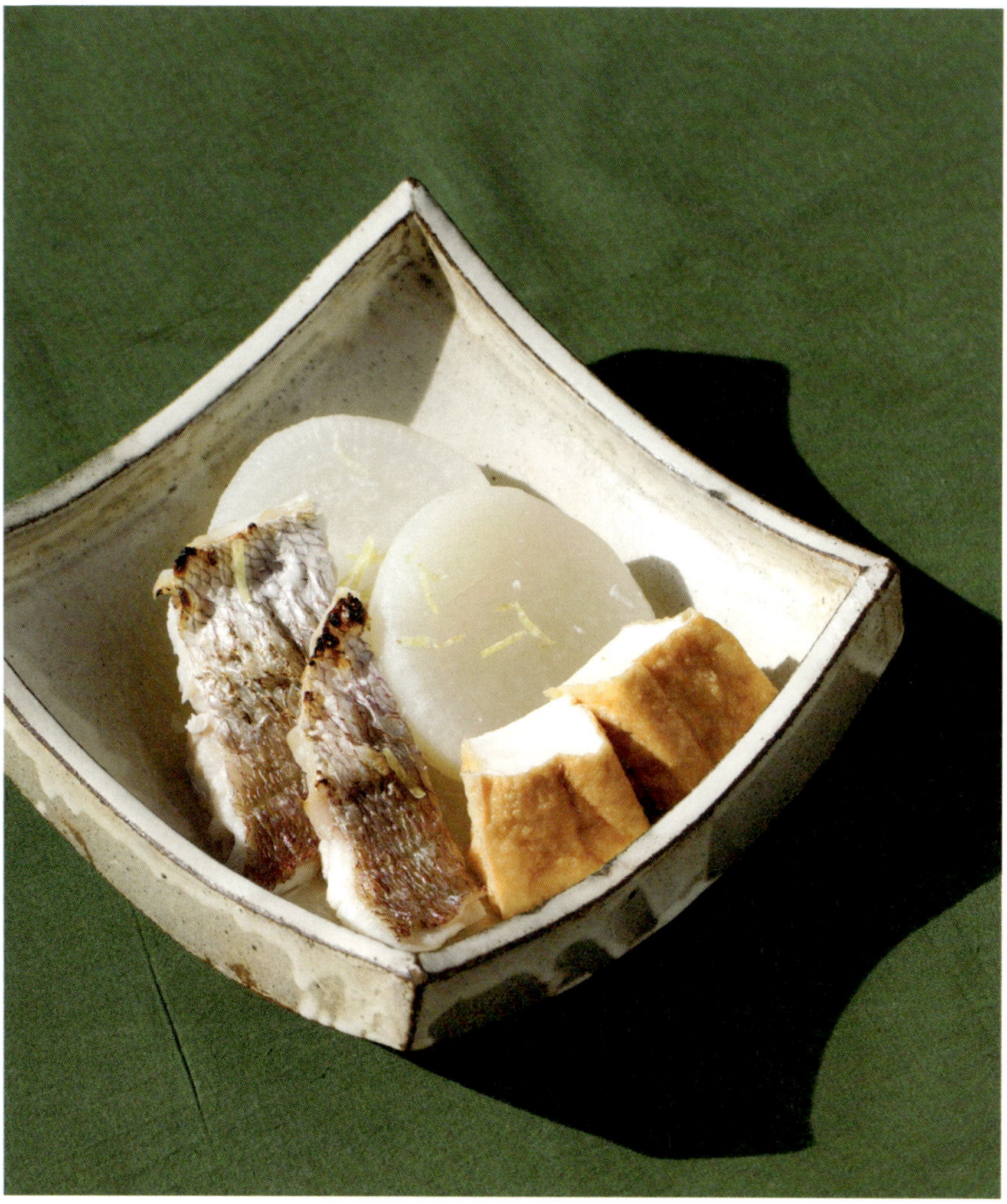

材料（親子3人分）
・大根…4.5cm長さ程度
・ゆずの皮…適量
・鯛の切り身…2〜3切れ
・だし汁…2カップ
・塩…少々
・厚揚げ…ひと口大2〜3個

つくり方
1　大根は1・5cmの厚さの輪切りにして皮をむく。ゆずの皮は千切りにする。
2　鯛は塩少々（分量外）をふってグリルで焼いて、皮に焼き色をつける。
3　鍋にだし汁と大根、塩を入れて火にかけ、煮立ったら弱火にしてやわらかくなるまで煮る。
4　大根がやわらかくなったら、**2**の鯛と厚揚げを加える。再び沸いたら火を止めて冷ましながら味を含ませる。食べる直前にあたため直し、器に盛ってゆずの皮を散らす。
＊鯛は骨が固いので、ちいさな子どもに与える場合は、注意して取り除いてください。

小松菜とれんこんの炒めもの

血を補うと言われる青菜で、母乳をどんどんつくりましょう。
子どもはプレーン、大人はピリッとパンチのある味つけで。
歯ごたえのある食材を組み合わせて、よく噛む練習を。

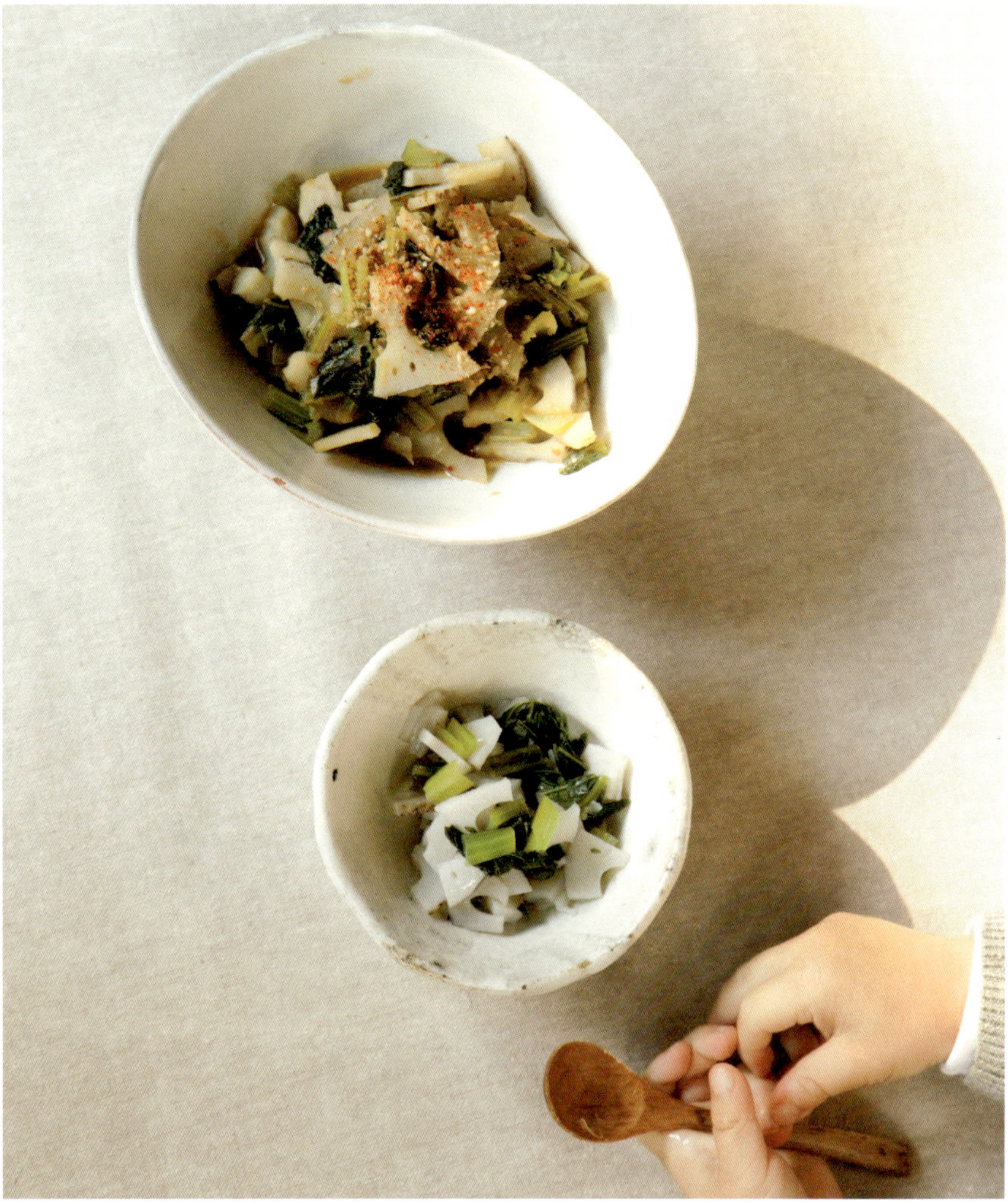

材料（親子3人分）

- れんこん…80g（ちいさめの1節1/2本程度）
- 小松菜…3〜4本
- 水…大さじ3〜4
- 塩…ひとつまみ

A（大人の味つけ用）

- 味噌…大さじ2/3
- みりん…大さじ2/3
- 酒…大さじ1/2
- 白すりごま…大さじ1/2

- 七味唐辛子…お好みで適宜

つくり方

1　れんこんは厚さ1㎜のいちょう切りに、小松菜は長さ1㎝に切る。

2　鍋に水を入れて沸騰させ、れんこんと、小松菜を芯、葉の順に入れて塩をふり、蓋をして中弱火で蒸し煮にする。

3　野菜に火が通ったら、離乳食用を取り分ける（子どもの月齢に合わせて、取り分け後に細かく刻んでも）。

4　蓋を取り、汁気がなくなったら、大人用に、**A**を加えてさっと炒め合わせて器に盛る。お好みで七味唐辛子をふる。

鶏とひじきの煮もの

貧血になりがちなおかあさんと子どもの鉄分補給に。
ひじきは、鶏のたんぱく質と一緒に摂ると鉄分の吸収率がアップ。
大人は少しだけ味を足し、梅肉を添えて。

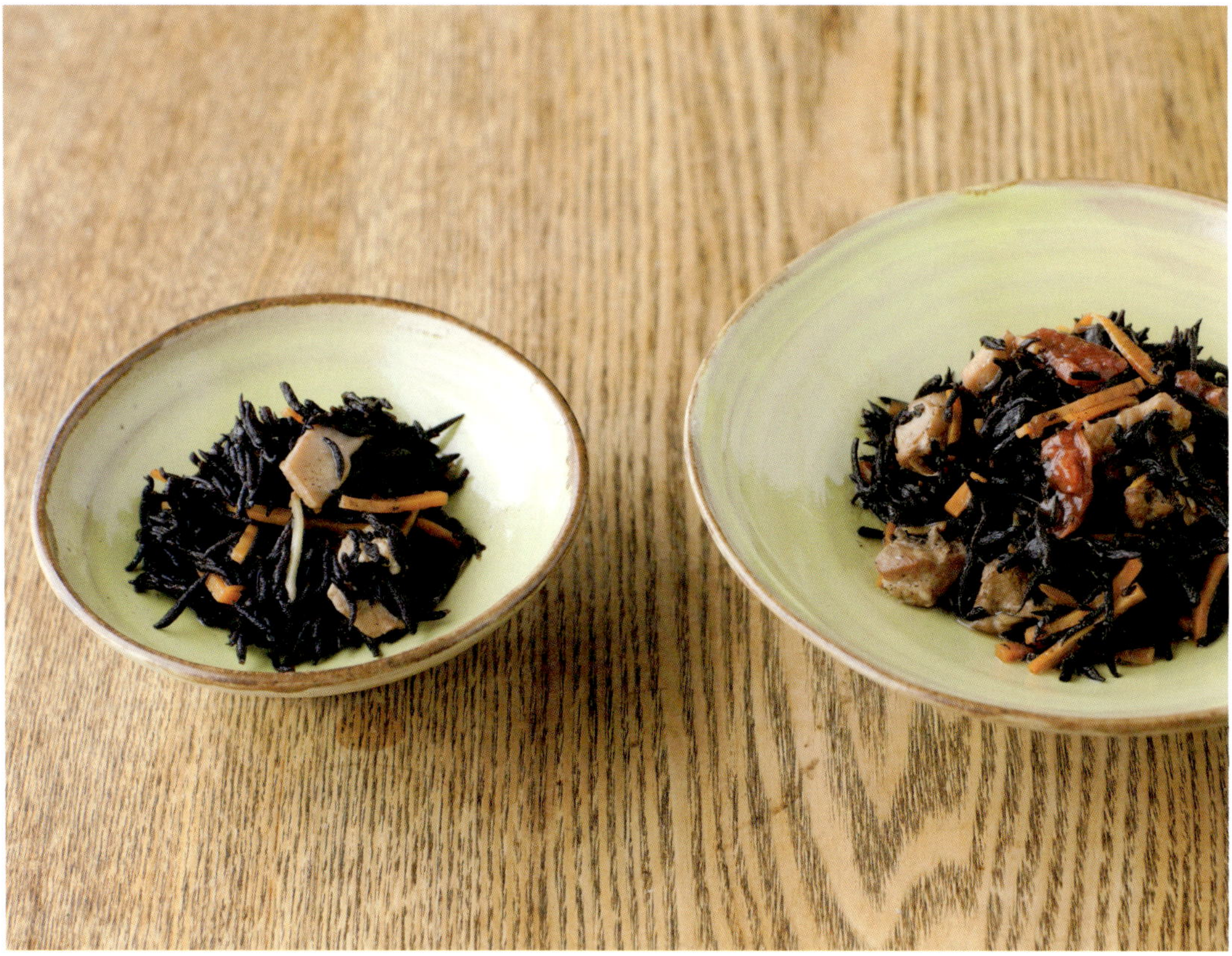

材料（親子3人分）
・芽ひじき（乾燥）…15g
・鶏もも肉…100g
・にんじん（細い部分）…2cm長さ程度
・しょうが…ひとかけ
・ごま油…適量
・だし汁…1カップ
・塩…少々
・酒…大さじ1
・梅干し（小）…1個
・しょう油…大さじ1/2
・みりん…大さじ1/2

つくり方

1 芽ひじきは水で戻し、ザルに上げて水気を切る。鶏もも肉は1・5cm角に切る。にんじん、しょうがは千切りにする。

2 鍋にごま油を入れ、鶏もも肉を加えて中火で炒め、焼き色がついたらしょうが、芽ひじき、にんじんを加えて炒め合わせる。

3 全体に油がまわったら、だし汁と塩、酒を加え、落とし蓋をして煮る。やわらかくなったら離乳食用を取り分ける。

4 大人用に、ほぐした梅干し、しょう油、みりんを加えて煮汁が少なくなるまで煮る。

もっと、薬膳にできること③

おかあさんの肌のお悩みに

血の不足を補い、からだをうるおす食材を摂って、美肌づくりを。

産後はホルモンバランスがみだれるためでしょうか、体調を崩したり、精神的に不安定になったりする方も多くいます。一時的なもので、あかちゃんとの生活に慣れてくると、時間とともに回復することが多いと思いますが、肌のお悩みは別。授乳の期間が長かったり、睡眠不足が続いたりで、お肌の調子は右肩下がりになることも。

言うまでもなく母乳は血液でつくられています。いわば毎日、大量の血液をあかちゃんに与えていることになりますから、母親はどうしても血の不足した状態に。これを中医学では「血虚《けっきょ》」と言います。血虚になると、肌が乾燥してシワになりやすかったり、細胞が老化してたるんだり、肌のつやがなく顔色が青白くなったりします。肌だけでなく、ふらついたり、めまいがしたり、疲れやすかったりすることも。

さらに血が不足すると、からだが冷えて血のめぐりが悪くなり、「瘀血《おけつ》」に発展することも。これは古い血液がどろどろと滞った状態で、顔色がくすんだり、しみの原因になったりします。子宮筋腫などの婦人科系疾患の一因ともされます。

産後は、おいしい母乳のためだけでなく、美肌づくりのためにも、血を補い、めぐらすような食材を摂ることをおすすめします。にら、チンゲンサイ、小松菜などの青菜や、黒豆、黒ごま、黒米などの黒いもの、玉ねぎやれんこんなどです。体液をつくり出してからだをうるおす作用をもたらす、瓜類や山いも、豆腐、きくらげなども合わせて摂りたい食材です。

また、中医学では、肌は大腸の状態を表す鏡と言われ、肌と腸は密接な関係があるとされます。腸内環境を整えてくれる発酵食品や善玉菌のえさになる食物繊維も積極的に摂りましょう。

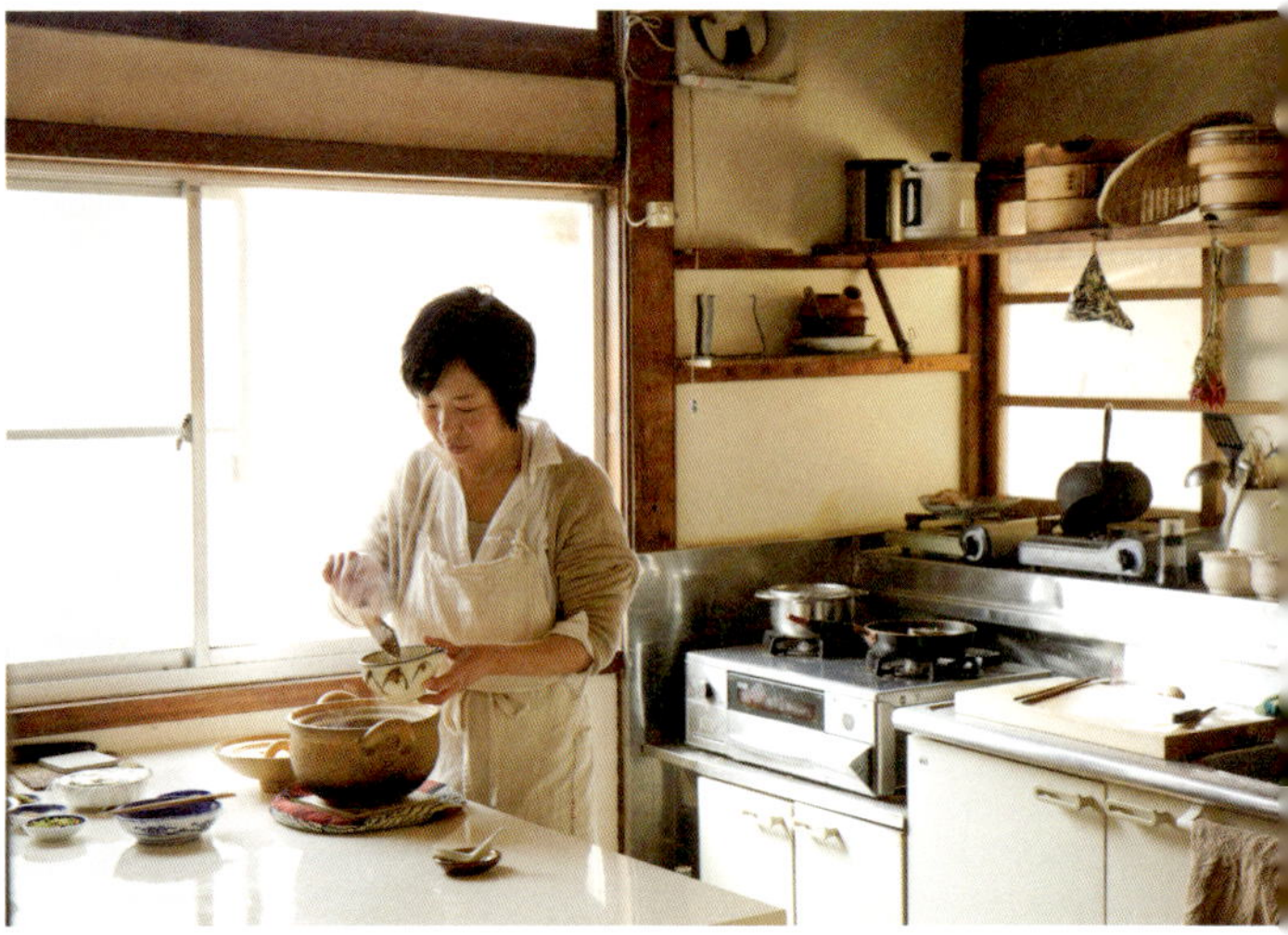

血を補い、めぐらすもの

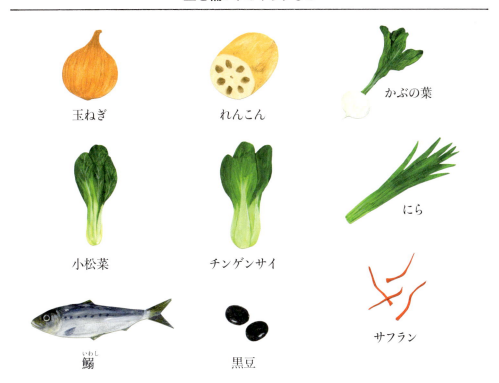

玉ねぎ

れんこん

かぶの葉

小松菜

チンゲンサイ

にら

サフラン

鰯《いわし》

黒豆

腸内環境を改善するもの

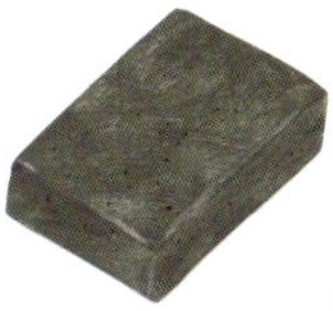
こんにゃく

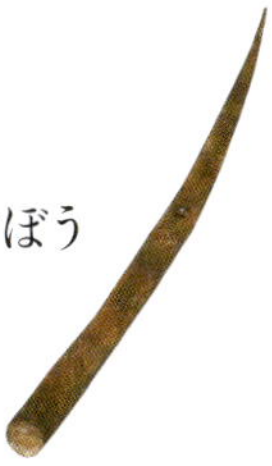
ごぼう

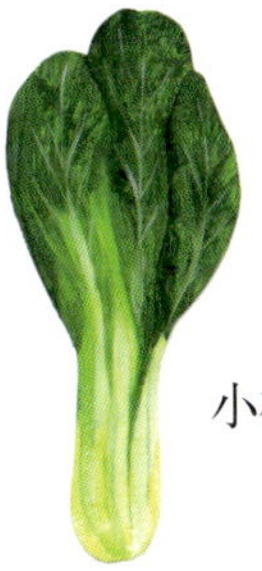
小松菜

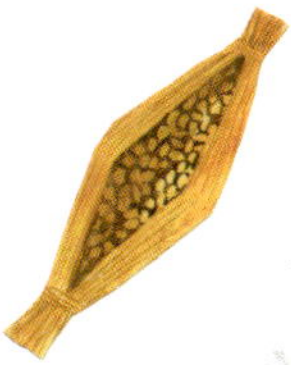

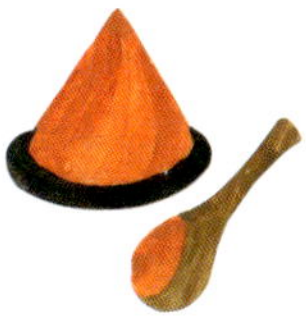

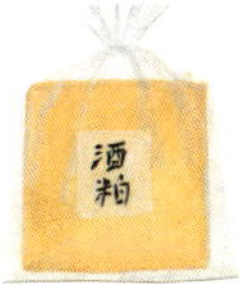

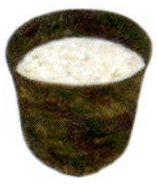
発酵食品

体液をつくり、からだをうるおすもの

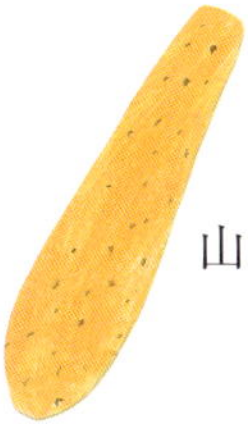
山いも

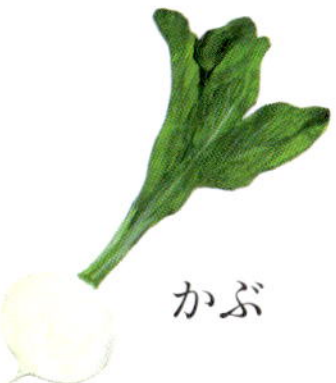
かぶ

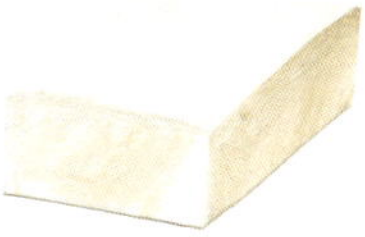
豆腐

チンゲンサイと鰯《いわし》とれんこんの黒酢炒め

血のめぐりをよくするチンゲンサイと鰯、酢、れんこんの組み合わせで瘀血を取って、しみやくすみを改善します。

チンゲンサイと鰯は産後の精神安定作用も。

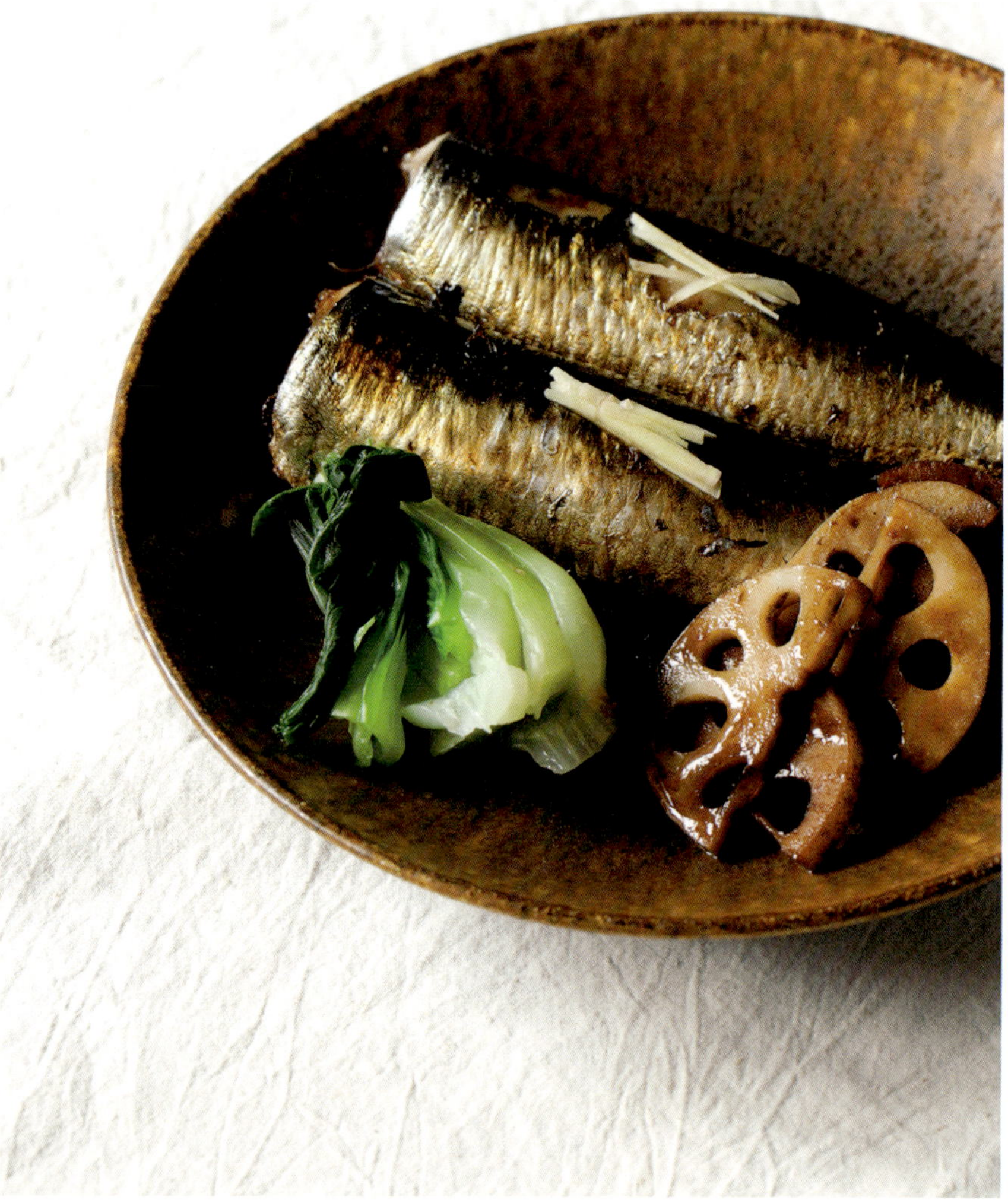

材料（2人分）
・鰯…2尾
・塩…少々
・チンゲンサイ…1～2本
・れんこん…60g（1節の1/3本程度）
・しょうが…ひとかけ
A
・酒…大さじ1
・しょう油…大さじ1
・黒酢…大さじ2
・水…大さじ3

つくり方
1 鰯は頭と内臓を落として洗い、塩少々をふってしばらくおき、水気を拭き取る。チンゲンサイはさっとゆでて4cmの長さに切る。れんこんは皮ごと5mmの厚さの半月切りにする。しょうがは千切りにする。
2 鍋に**A**を合わせて火にかけ、煮立ったら鰯とれんこんを入れ、中弱火で10～15分ほど煮汁が少なくなるまで煮る。
3 器に盛り、チンゲンサイを添えてしょうがの千切りを飾る。

炒り青菜ごはん

細胞に悪影響を及ぼす活性酸素。
これを除去する抗酸化作用にすぐれたかぶや大根の葉をたっぷり摂って、
たるみを引き起こす細胞の老化を防ぎましょう！

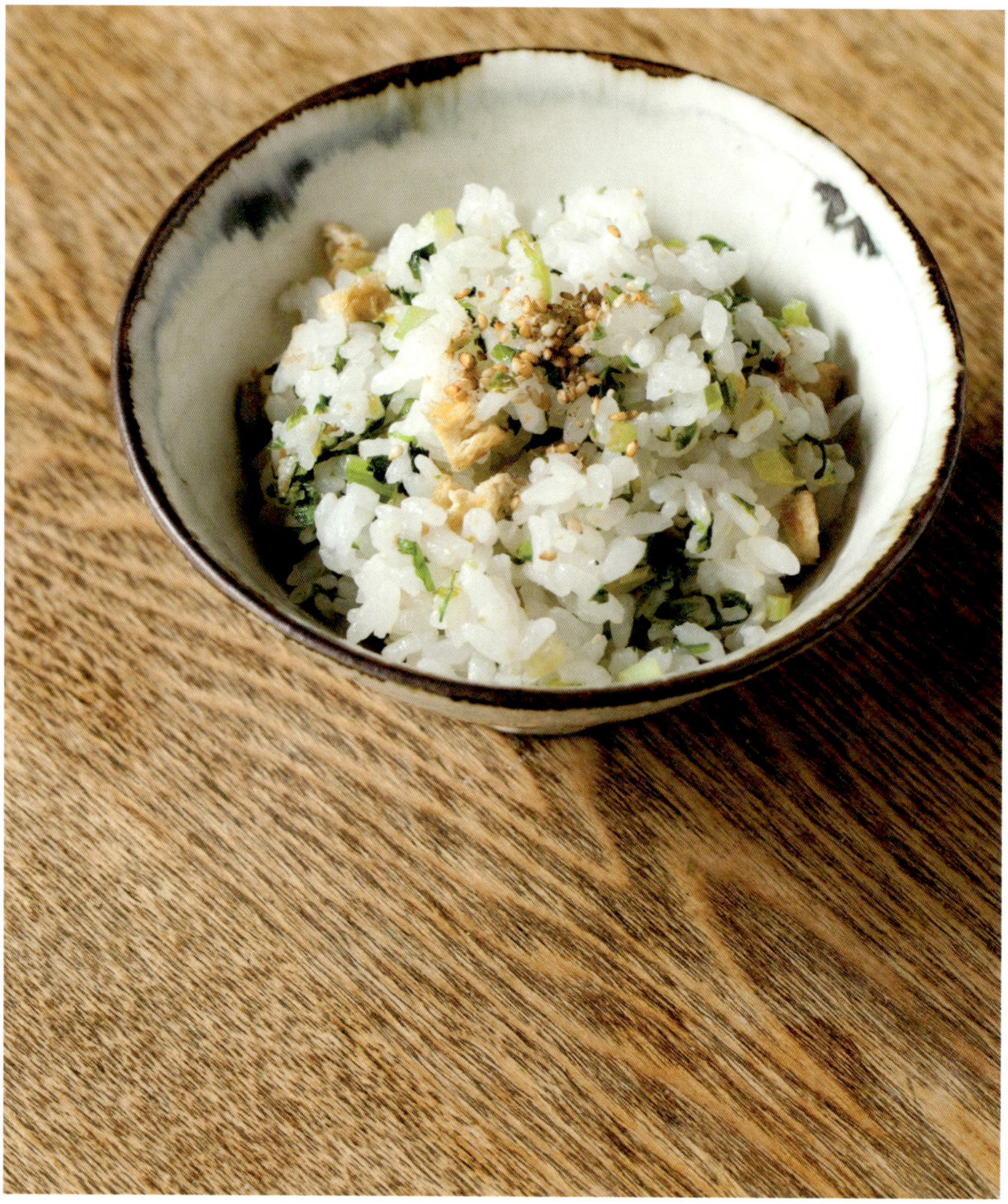

材料（2～3人分）
・大根とかぶの葉…各1/2個分（どちらか1種類でもよい）
・油揚げ…1/4枚
・酒、塩、しょう油…各少々
・米…2合
A
・だし汁…360㎖
・塩…小さじ1と1/3
・白炒りごま…適量

つくり方

1　大根とかぶの葉は、小口切りにする。油揚げは熱湯をかけて油抜きし、1㎝の角切りにする。

2　**1**の葉を鍋に入れて酒をふり、中弱火で炒る。葉の色が鮮やかになったら塩としょう油で薄味をつけ、強火にして水分を飛ばしておく。

3　米を洗って30分ほど浸水させ、**A**を加えて炊く。

4　炊きあがったら**2**と油揚げを混ぜ合わせて茶碗に盛り、白炒りごまをふっていただく。

こんにゃくと小松菜のごぼう味噌和え

肌は大腸の鏡。食物繊維の豊富なこんにゃくとごぼうで、
腸内環境を改善します。毒素を排出するために開いていた毛穴も目立たなくなりますよ。

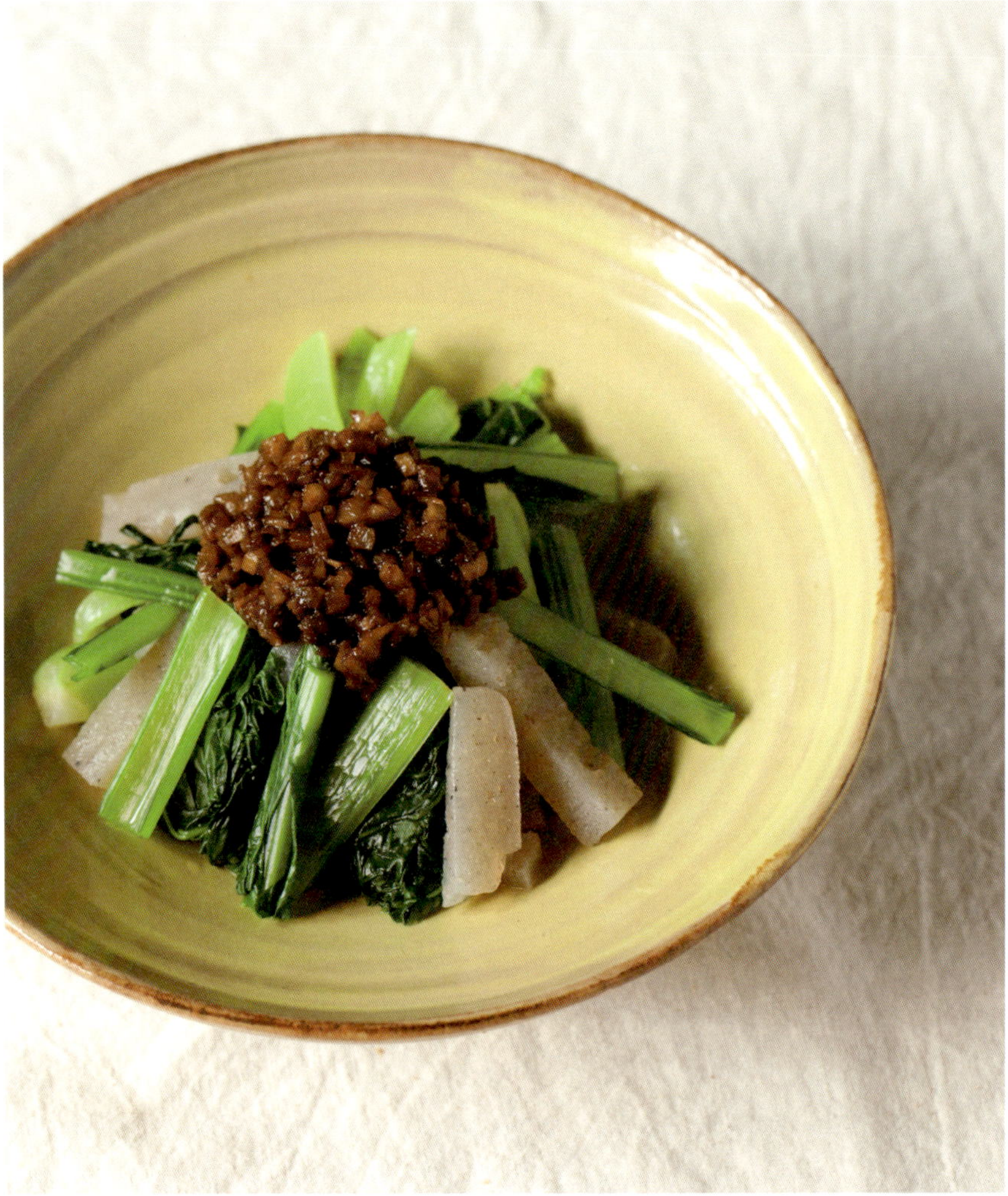

材料（2人分）

・こんにゃく…50g程度
・小松菜…1把
ごぼう味噌
・ごぼう…10cm長さ程度
・ごま油…適量
・酒、みりん…各大さじ1
・豆味噌…大さじ1/2
・一味唐辛子…少々

つくり方

1 こんにゃくは短冊切りにして2〜3分ゆでる。小松菜はゆでて4cmの長さに切る。

2 ごぼう味噌をつくる。ごぼうをみじん切りにする。フライパンにごま油を入れてごぼうを加え、よい香りがするまでよく炒める。酒とみりんを加えてアルコールを飛ばし、豆味噌を加えて全体を混ぜ合わせて火を止める。一味唐辛子を加えてさっと混ぜ合わせる。

3 皿にこんにゃくと小松菜を合わせて盛り、ごぼう味噌を天に盛る。全体を混ぜ合わせながらいただく。

サフランと玉ねぎのスープ白味噌仕立て

どろどろ血液をさらさらにするサフラン。
なかなか料理に使いづらい食材も、スープにほんの少し加えるだけで、
しみに効果が期待できる美肌スープに。月経不順やイライラにも。

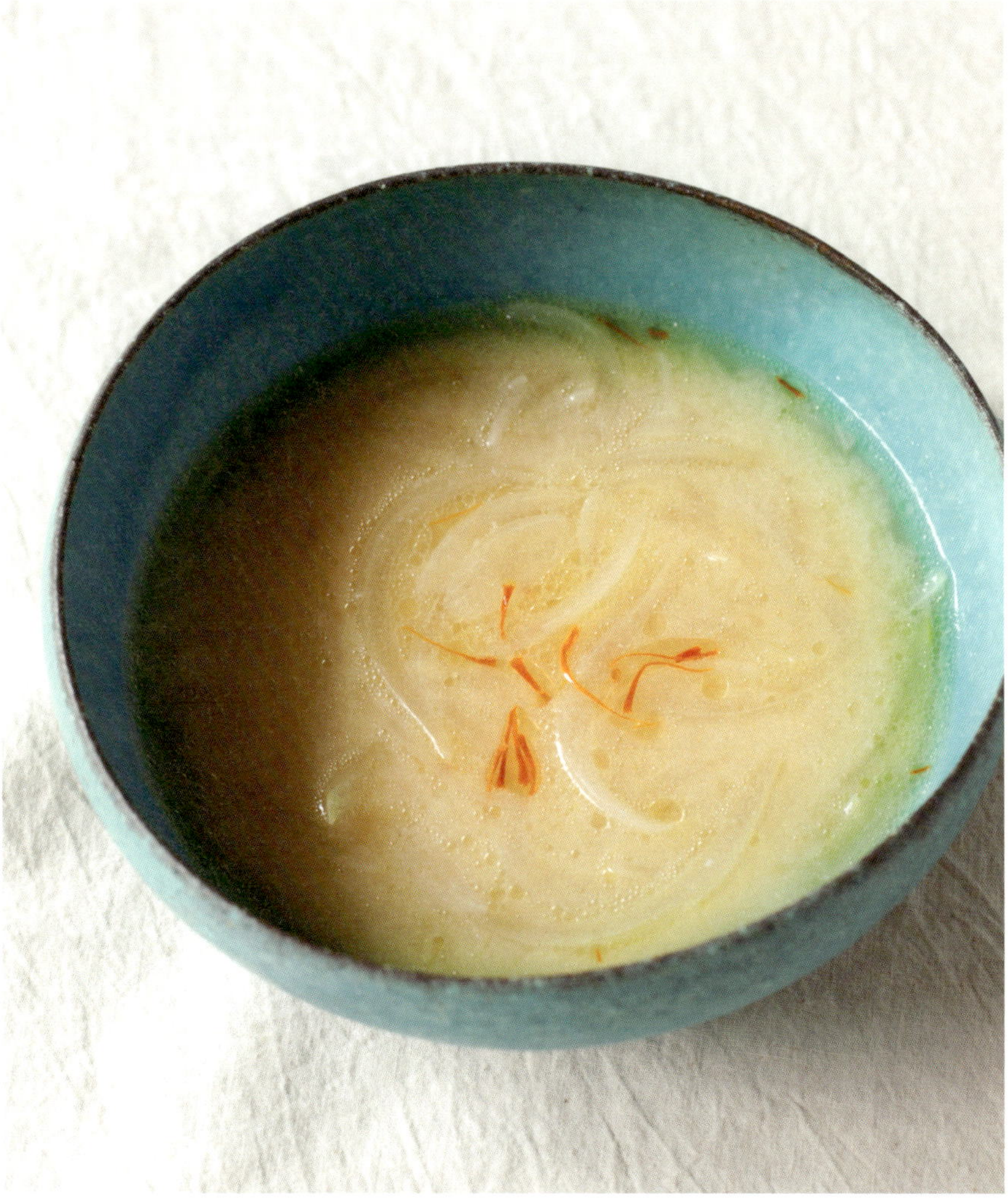

材料（2人分）
・玉ねぎ…$\frac{1}{2}$個
・サフラン…少々
・ごま油…適量
・だし汁…300㎖
・白味噌…大さじ1と$\frac{1}{2}$
（白味噌の味をみて塩を加えてもよい）

つくり方
1　玉ねぎは繊維にそって薄切りにする。サフランは紙などに包んで包丁の背でしごいて細かくしておく。
2　鍋にごま油を入れ、玉ねぎを炒める。だし汁とサフランを加えて中弱火にかけ、7〜8分加熱してサフランの色を出す。
3　白味噌を溶き入れてすぐに火を止め、器に盛る。

山いも団子鍋

しわの原因となる乾燥を防ぎ、からだのうるおい不足を補ってくれる山いも。
滋養強壮の働きもあるので、体力の衰えや、貧血が気になるときにも。
味のしみこんだお団子は、子どもも大好きです。

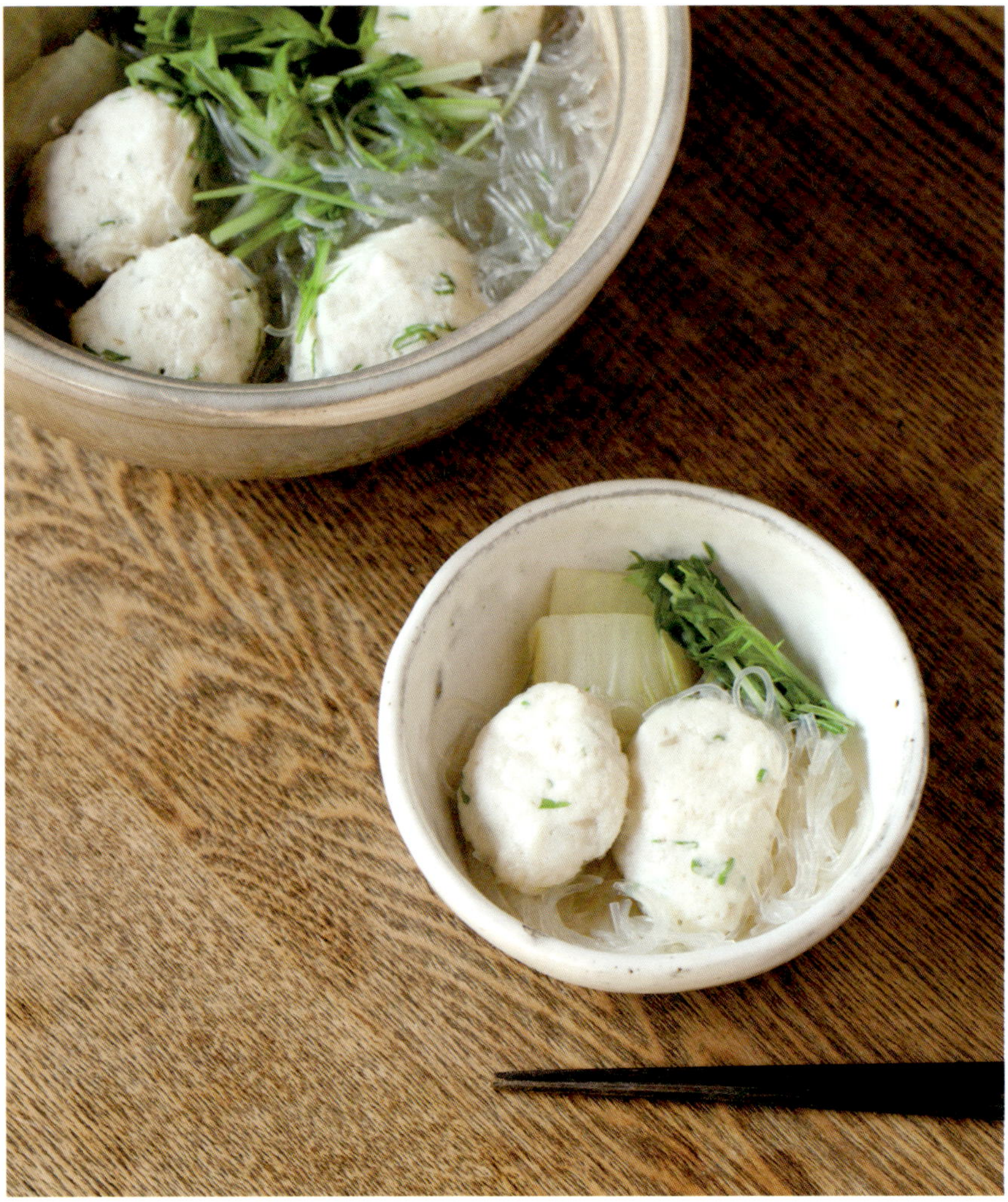

材料（つくりやすい分量）

- 山いも…100g
- 青ねぎ…3㎝長さ程度（1/5本程度）
- 塩・しょう油…各少々
- 春雨…50g

A
- だし汁…2カップ
- 塩…少々
- 酒…大さじ1
- しょう油…大さじ1

- 白菜…2～3枚
- 水菜…1把
- 七味唐辛子…お好みで

つくり方

1　山いもはすりおろし、小口切りにした青ねぎと、塩、しょう油を加えて混ぜ合わせる。春雨は2～3分ゆでて水気をきり、食べやすい長さに切る。

2　鍋に**A**と食べやすい大きさに切った白菜を入れて中火にかける。白菜に火が通ったら**1**の山いもをスプーンなどですくって丸めながら鍋に落とし入れ、3～4分中火で煮込む。

3　食べやすい長さに切った水菜と春雨を加えてひと煮立ちさせる。お好みで七味唐辛子をふっていただく。

食材別索引

この食材でどんな「薬膳ごはん」ができる？
毎日の献立づくりにお役立てください。

＊その食材の働きがとくに期待され、使われているレシピの索引です。

食事は親の「腹の据えどころ」

薬膳に出会って早くも20年。冷え症で生理痛のひどかったわたしのからだは、食べものによって一変しましたが、子育てをしてみて、よりいっそう、食べものの力を実感することになりました。ふだんとは違うものを食べたとき、息子のウンチがゆるくなったり、あれ、なんだか聞き分けがないなと思ったり。些細なことですが、かならず変化が表れます。

まわりの子どもたちでも、風邪をひきやすい子、一年中鼻水をたらしている子、キーキーと怒りっぽい子……そんな、ちょっとした不調がある子どもたちは、食べ方を見ていると、あぁ、なるほどなと思い当たることがあります。風邪をひきやすいのは偏食がちで「気」をつくり出せるようなものが不足していたり、鼻水が出るのは果物やジュースを摂りすぎているからだったり。怒りっぽい子は、きげんをとるために、つい甘いものを与えられ、なくなるとまたほしがって怒り出す、と悪循環になっていたり。

やわらかいもの、甘いもの、味の濃いもの、冷たいもの。子どもが好むのもよくわかりますが、ここでぐっとこらえて安易に与えないのが、親の腹の据えどころだと思います。息子には離乳食の頃から、その時季その時季で何を食べればいいのか、何を食べすぎてはいけないのか、大人に説明するのと同じように話して聞かせてきました。おかげで5歳になるいまでは、食べていいものかどうか、ある程度は自分で判断できるようになっています。

食べものは、決して「おなかを満たすためのもの」ではなく、「からだとこころをつくる」ためのものです。そうこころ得て、子どもにこそ、食べものの力を存分に活かしていきましょう。子どもの食事が変わると、おのずと大人の食卓も変わります。家族みんなで元気になれるといいですね。

最後に、「親子の薬膳ごはん」連載当時からお世話になりましたクレヨンハウス編集部のみなさん、馬場わかなさんはじめカメラマンのみなさん、デザイナーの三木俊一さんにこころより感謝いたします。そして1歳の頃からモデルとして大活躍してくれた大ちゃん、ありがとう!

2017年夏　山田奈美

山田奈美

食べごと研究所代表。国際中医薬膳師。神奈川県葉山町「古家1681」を拠点に「和の薬膳教室」や「発酵教室」、「離乳食と子どもごはん教室」など日本の食文化を継承する活動を行う。著書に『菌とともに生きる　発酵暮らし』(家の光協会)、『二十四節気のお味噌汁』(WAVE出版)、『昔ながらの知恵で暮らしを楽しむ家しごと』(エクスナレッジ)、『ぬか漬けの基本　はじめる、続ける。』(グラフィック社)、『つよい体をつくる離乳食と子どもごはん』(主婦と生活社)など。

この本は以下の雑誌掲載内容に加筆、修正し、
新たな内容を加えて再編集したものです。
[月刊クーヨン]2015年4月号～2017年3月号
連載「季節のからだが整う 親子の薬膳レシピ」
[月刊クーヨン]2012年3月号
「早春のからだを大掃除する排毒レシピ」
[月刊クーヨン]2014年5月号「朝こそ“ごはん”!」
[月刊クーヨン]2015年3月号「木の芽どきの和菓子」
[いいね]9号「エイジングケア、はじめてますか?」
[いいね]22号「あかちゃんからのオーガニック」

食材はクレヨンハウスでもお求めいただけます。
お問い合わせは下記までどうぞ。
クレヨンハウス東京店・野菜市場　電話 0422-27-1447
クレヨンハウス大阪　電話 06-6330-6507

季節のからだを整える
おやこの薬膳ごはん

発行日
2017年9月4日　第1刷
2023年3月20日　第3刷

著者
山田奈美

発行人
落合恵子

発行
クレヨンハウス
〒180-0004
東京都武蔵野市吉祥寺本町2-15-6
電話 0422-27-6759
ファックス 0422-27-6907
e-mail shuppan@crayonhouse.co.jp
URL　https://www.crayonhouse.co.jp/

写真
馬場わかな
神ノ川智早(P9、P82～89、P94～108)
宮津かなえ(P90～93)

イラストレーション
西叔

デザイン
三木俊一(文京図案室)

印刷
大日本印刷株式会社

ISBN 978-4-86101-344-7 C0077 NDC596
26×19㎝　112ページ
Printed in Japan